Levon Andriasyan

Odontogénese e erupção dentária

Levon Andriasyan

Odontogénese e erupção dentária
Odontogénese e erupção dentária

ScienciaScripts

Imprint
Any brand names and product names mentioned in this book are subject to trademark, brand or patent protection and are trademarks or registered trademarks of their respective holders. The use of brand names, product names, common names, trade names, product descriptions etc. even without a particular marking in this work is in no way to be construed to mean that such names may be regarded as unrestricted in respect of trademark and brand protection legislation and could thus be used by anyone.

Cover image: www.ingimage.com

Este livro é uma tradução do original publicado sob ISBN 978-613-9-84041-0.

Publisher:
Sciencia Scripts
is a trademark of
International Book Market Service Ltd., member of OmniScriptum Publishing Group
17 Meldrum Street, Beau Bassin 71504, Mauritius
Printed at: see last page
ISBN: 978-620-0-99760-9

Copyright © Levon Andriasyan
Copyright © 2020 International Book Market Service Ltd., member of OmniScriptum Publishing Group

Andriasyan L.H.

ODONTOGENESIS
E A ERUPÇÃO DOS DENTES
(2.a edição)

2014

Revisores:
Tatintsyan V.G., MD, Professor
Zilfyan A.V. MD, Professor

A monografia é dedicada às questões de embriologia e histologia dos dentes e tecidos de suporte, fisiologia dos mecanismos de erupção dentária e seu posterior funcionamento. Para além da sistematização e generalização de dados científicos sobre estas questões, o autor, com base em numerosos e diversos estudos, apresenta o conceito de relação imunológica original dente-periodontal durante a dentição, que considera muitos aspectos do problema em estudo em condições normais.

A monografia foi concebida para uma vasta gama de profissionais médicos, bem como para estudantes de faculdades de medicina dentária.

Índice

Prefácio 4
1. DESENVOLVIMENTO DOS DENTES 6
2. ERUPÇÃO DOS DENTES 59
3. PROTEÍNAS DE ESMALTE COMO INICIADOR DA DENTIÇÃO 87
4. O CONCEITO IMUNOLÓGICO DAS RELAÇÕES DENTÁRIO-PERÍODO DENTÁRIO DURANTE A DENTIÇÃO 114
Referências 131

Prefácio

Ao longo da última década, publicou vários artigos fundamentais sobre os problemas de desenvolvimento e erupção dentária, entre os quais se destaca, em primeiro lugar, a monografia Falin, L.I. (Histologia e embriologia da cavidade oral e dentes, 1963), Permar D., Melfi R. (Embriologia Oral e Anatomia Microscópica, 1984) e Lavelle C. (Fisiologia Oral Aplicada, 1988). No entanto, expressa há três décadas, a ideia de Okushko V.R. (1984), de que a odontofisiologia moderna, infelizmente, ainda não é capaz de explicar a natureza e os mecanismos básicos da erupção dentária, mais recentemente repete I. Kjaer (2014), observando que, apesar dos muitos estudos realizados, o processo de erupção e os seus mecanismos ainda não são claros.

Desde então (e desde a publicação da primeira edição deste livro em 2002) ganhou uma grande quantidade de material científico e experimental, o que permite uma nova abordagem de alguns mecanismos fundamentais de dentição lateral. Na presente obra tenta-se generalizar e sistematizar dados que representam várias questões de desenvolvimento embrionário dos dentes, a sua erupção, bem como alguns aspectos da relação dente-periodontal em condições normais.

A monografia apresenta os resultados da investigação experimental laboratorial e clínica sobre o problema em estudo, realizada pelo autor em colaboração com o pessoal do departamento de estomatologia terapêutica e do Centro de Investigação da Universidade Estadual de Medicina de Yerevan, Instituto de Biologia Molecular NAS RA A investigação serviu de base para a nomeação de novos conceitos imunológicos na relação dente-periodontológica durante a dentição.

Assim, é de notar que a dentição que não consideramos no sentido restrito deste fenómeno, que se manifesta como um processo único - o facto de ocorrência do dente na boca. Na nossa opinião, este processo durou quase todo o processo da vida humana que está subjacente a tantos fenómenos biomecânicos e biofísicos do complexo dente-periodontal.

Dada a novidade dos pontos de vista sobre o problema científico proposto, ousamos esperar a compreensão e a clemência da biologia generalista, estudando as bases do desenvolvimento e da erupção dentária (embriologia, histologia, fisiologia, imunologia, etc.), e estamos muito gratos pelos comentários e sugestões sobre a natureza e a forma do material.

A monografia oferecida ao leitor foi publicada pela primeira vez em 2002 em russo, que foi reeditada com algumas adições em 2014 (pela Lampert Academic Publishing), e em 2017 - já em arménio.

O autor expressa a sua profunda gratidão ao pessoal do Departamento de Estomatologia Terapêutica e do Centro de Investigação da Universidade Estadual de Medicina de Yerevan, após M. Heratsi, pela assistência científico-prática e metodológica na investigação e preparação de monografias.

1. DESENVOLVIMENTO DOS DENTES

O desenvolvimento e a subsequente erupção do dente é um dos misteriosos e únicos efeitos fisiológicos de um organismo vital. O desenvolvimento dos dentes é um processo bastante complicado e longo, que em humanos começa com 6-7 semanas de vida de um embrião. No início, como resultado da invaginação ectodérmica para a subcamada endodérmica, formando a chamada boca primária ou cavidade oral (estômago), que está rodeada pelo ectoderme, sob o qual se localiza o mesênquima. O ectoderme dá origem à formação do epitélio oral e do mesênquima - respectivamente o tecido conjuntivo subjacente. O epitélio escamoso estratificado da fossa oral representava células cilíndricas geralmente mais baixas que proliferam e crescem no mesênquima, formando uma folha epitelial (por vezes esta formação referida como "rolo") que, por sua vez, é então dividida em lábio-bucal e sob os ângulos rectos das placas dentárias. Este tecido epitelial a partir deste mesênquima é sempre separado por uma membrana basal.

Assim, por volta da oitava semana de desenvolvimento fetal das cavidades bucais epiteliais formam-se duas placas epiteliais - labio-bucais, que servem de base para um maior desenvolvimento do vestíbulo da cavidade oral e se localizam mais lingualmente e estiradas ao longo de uma porção de futuros bordos oclusais de ambos os maxilares, placa dentária, dando posteriormente origem à formação de germes dentários.

Simultaneamente com o desenvolvimento da placa dentária, algumas células epiteliais proliferam mais rapidamente do que as células circundantes, resultando na formação de uma placa epitelial com a aparência de proliferação - gomos (dez unidades em cada maxilar), cada um dos quais representa efectivamente o futuro germe dentário do órgão do esmalte (Fig. 1). De notar que nem todos os dentes começam a desenvolver-se em simultâneo. Os primeiros sinais de desenvolvimento dentário no embrião humano são encontrados na parte anterior da mandíbula, logo após o que se observa na região anterior da maxila, e depois o processo de desenvolvimento dos dentes em ambos os maxilares progride sequencialmente na direcção distal.

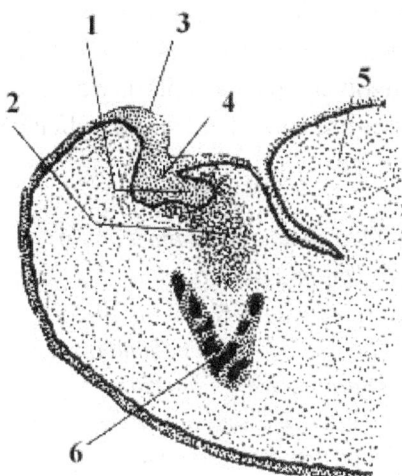

Fig. 1. Formação da placa dentária.
1 - *ectodermo invaginado,*
2 - *mesênquima condensada,*
3 - *lábio inferior,*
4 - *placa dentária,*
5 - *língua,*
6 - *maxilar inferior.*

O desenvolvimento dos dentes pode ser dividido em 3 fases: a fase de formação das células germinativas dentárias, a fase de diferenciação e a fase de histogénese dos tecidos dentários. É evidente que esta separação dos dentes facilita a descrição e percepção conveniente deste fenómeno, mas é muito condicional, porque o desenvolvimento do dente - um processo contínuo e contínuo e, como resultado de diferenças cronológicas no desenvolvimento de cada dente num determinado período de tempo na arcada dentária, detectou simultaneamente germes dentários em diferentes fases do seu desenvolvimento. Assim, diz-se que a sistematização do processo de desenvolvimento dentário não reflecte a natureza cronológica, e sim a natureza essencial deste fenómeno.

1.1. A formação do germe dentário

Como mencionado, a primeira parte formada do germe dentário é um órgão de esmalte (epitelial) que está a aumentar gradualmente de volume toma a forma de uma taça. Este fenómeno na literatura especial é frequentemente denotado pelo termo "transição gomo a gomo" do germe dentário, cuja essência é esquematicamente apresentada na Fig. 2. Simultaneamente, o ingrowth do mesênquima está no órgão do esmalte, que está a sofrer alterações morfológicas (ingrowth e seal), forma a papila dentária (Fig. 3). Localizado tecido mesenquimatoso adjacente (também endurece) para envolver a papila dentária e a parte do órgão do esmalte, formando assim um saco dentário ou folículo pericoronário.

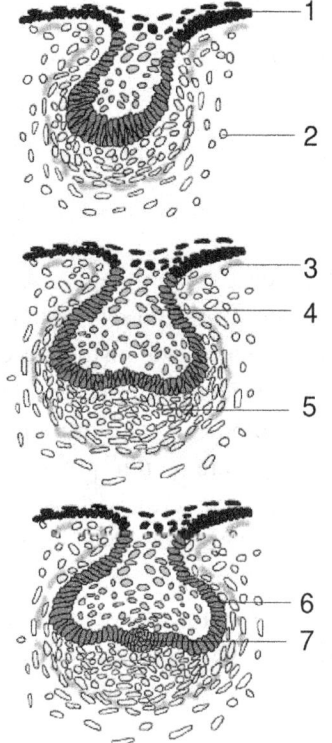

Fig. 2. O esquema de "transição do gérmen dentário para a capa" (Takigawa-Imamura H., et. al. 2015). 1 - epitélio oral, 2 - mesênquima oral, 3 - camada multifibras, 4 - interior do epitélio dentário, 5 - mesênquima dentário, 6 - periferia do epitélio dentário, 7 - nó de esmalte.

Assim, o germe dentário é constituído por três partes:
1. órgão do esmalte - tecido de origem ectodérmica, responsável pela formação do esmalte (amelogénese);
2. A papila dentária - tecido de origem mesenquimatosa, formando a dentina e a polpa do dente;
3. O saco dentário ou folículo pericoronário - tecido mesenquimal, formando posteriormente o aparelho de

suporte do dente (cemento, periodonto e paredes alveolares) (Fig. 4). Neste caso, o órgão do esmalte, sendo derivado de tecidos de outra origem que não o tecido circundante e outras porções do germe de um dente, este último é constituído por estruturas de membranas separadas que são substancialmente preservadas ao longo da vida do órgão do esmalte (depois esmalte), e da condição funcional (permeabilidade e capacidade metabólica) que depende das condições de interacção do dente com os tecidos circundantes.

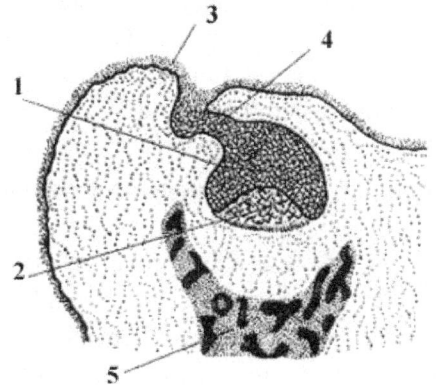

Fig. 3. Formação de órgãos de esmalte em forma de taça e papila dentária.
1 - órgão de esmalte,
2 - papila dentária,
3 -lip,
4 - placa dentária,
5 - maxilar inferior.

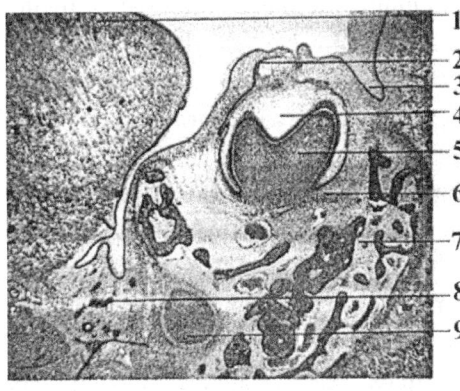

Fig. 4. A estrutura do germe dentário até ao início da segunda fase de desenvolvimento (Permar D., Melfi R. 1984). 1 - língua, 2 - placa dentária, 3 -vestibulum, 4 - órgão do esmalte, 5 - papila dentária, 6 - saco dentário, 7 - osso emergente, 8 - glândulas salivares, 9 - cartilagem.

No decurso da formação do germe dentário, a porção do tecido epitelial que liga o órgão do esmalte resultante com o epitélio oral, vai-se estreitando gradualmente (nessa altura a terra é chamada "o colo do órgão do esmalte") e, no final do terceiro mês de desenvolvimento embrionário, dissolve-se, o que constitui a fase de formação do germe dentário de conclusão condicional e o início da fase de diferenciação dos seus elementos. Este período é significativo na medida em que a direcção linguística a partir do órgão do esmalte dos dentes primários é a proliferação da placa dentária e a formação dos órgãos do esmalte do dente permanente. O desenvolvimento dos germes dos dentes permanentes é um processo mais lento e tem lugar após os dentes primários em função.

1.2. A diferenciação dos elementos germinativos dos dentes

Durante esta fase, em todas as áreas do germe dentário que ocorrem alterações importantes e profundas que são geralmente caracterizadas pela formação de elementos celulares de organização tissular altamente diferenciados. Estas alterações no órgão do esmalte levam à formação de quatro camadas celulares - o epitélio interno do esmalte, stratum intermedium, stellate reticulum e o epitélio externo do esmalte.

O epitélio interno do esmalte - é uma camada da célula cúbica epitelial, directamente adjacente à papila dentária e separada desta última por uma membrana de cave. Esta camada forma a superfície papilar côncava do órgão do esmalte e assegura uma ligação estreita ao tecido subjacente (semelhante à proporção do epitélio/tecido conjuntivo na pele e na mucosa oral). Durante a diferenciação subsequente desta camada, as células tornam-se alongadas e cilíndricas e formam ameloblastos (adamantoblastos). Os ameloblastos são mitocôndrias na extremidade basal e os tanques estreitos de retículo endoplasmático granular continuam na zona supranuclear até um nível imediatamente abaixo da placa de fechamento (Presunto A., Cormack D. 1983). O complexo de Golgi tem forma alongada e situa-se acima do núcleo celular, juntamente com o seu eixo (Fig. 5). A secção transversal do complexo Golgi - arredondada como um todo - tem uma forma tubular. Grânulos secretos derivados dos sacos do complexo de Golgi. Os grânulos separados são também encontrados em pequenos processos citoplasmáticos. Através do meio do complexo de Golgi, ao longo do seu longo eixo, estende-se um feixe espesso de filamentos densamente embalados, chamado filamento axial. Chegando ao núcleo, o feixe é dividido em vários ramos, que descem pelos lados do núcleo, ligando-se à lâmina basal de fecho (Kallenbach E. 1963).

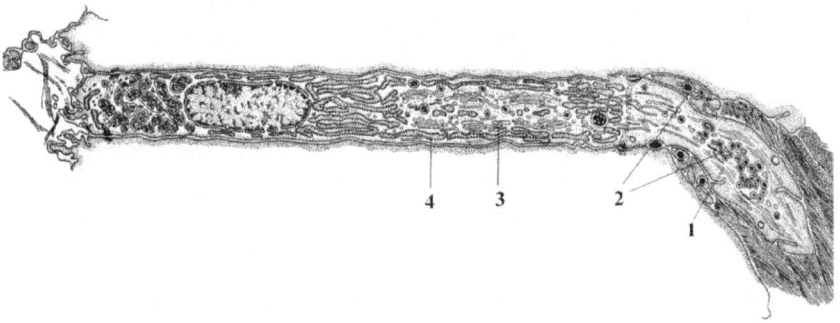

Fig. 5. Esquema da ultraestrutura ameloblástica (Warshawsky H. 1971). 1 - processos Toms, 2 - grânulos secretores, 3 - complexo Golgi, 4 - retículo endoplasmático granular.

Stratum intermedium - É uma camada densa de tiras de células epiteliais localizadas directamente acima do epitélio interior do esmalte.

Retículo estrelado (polpa de órgão do esmalte) - camada é uma rede muito solta de células epiteliais localizada entre a camada anterior e o epitélio externo do esmalte. Esta camada é constituída por pequenas células estreladas com processos citoplasmáticos de intercomunicação longos e estreitos, absorvidas pela substância mucoide intercelular rica em mucopolissacáridos sulfatados. Grupos polares funcionais de substância carregados e não carregados atraem e ligam a água que se acumula aumenta o volume do tecido.

Epitélio externo do esmalte - trata-se de uma formação de células cúbicas de camada única, que está em contacto principalmente com o mesênquima do saco dentário e este último está separado da membrana apical. A partir do interior, a camada é delimitada por epitélio estrelado. As células estruturais do epitélio externo do esmalte são discretas, o que atesta a sua função biológica inerte nesta fase (Fig. 6).

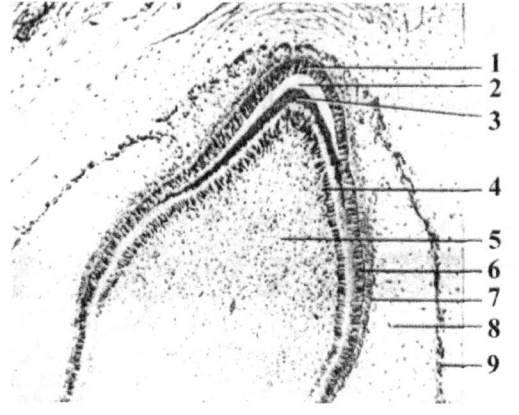

Fig. 6. Início da histogénese do germe dentário (Permar D., Melfi R. 1984). 1 - ameloblastos, 2 - formação de matriz de esmalte, 3 - formação de dentina, 4 - odontoblastos, 5 - papila dentária, 6 - epitélio interior do esmalte, 7 - str. Intermedium, 8 - retículo estrelado, 9 - epitélio externo do esmalte.

Verificou-se que, numa fase inicial de diferenciação das células de órgãos de esmalte, o tipo dominante de contacto celular especializado é o desmosoma (Koroleva O.N. 1984). Numa fase posterior de desenvolvimento, as fendas de frequência e as junções apertadas e placas terminais aumentam. Além disso, esta variedade tem um significado estritamente funcional. Assim, os desmosomas fornecem células com função de fixação mecânica, e as hemidesmosomas fixam células à membrana do porão, e as junções estanques em forma de fenda são os principais reguladores do transporte de substâncias para as células, etc. Em geral, alterações sucessivas são implementadas contactos celulares especializados em duas funções principais - a regulação do metabolismo e a regulação da morfogénese.

Os lados do órgão do esmalte, encravados no mesênquima subjacente do tecido epitelial, não contêm polpa de órgão do esmalte e são chamados de "bainha da raiz epitelial de Hertwig", que serve de padrão espacial para formar a raiz do dente.

A diferenciação intensiva dos elementos germinativos dos dentes leva a delinear as camadas de órgão do esmalte e a formar uma membrana basal. Esta última fixa e especifica a componente da linha de fronteira entre o esmalte e a dentina. Esta área é de grande interesse o facto de ser uma espécie de centro de crescimento e maturação posterior dos tecidos duros dentários.

Nesta fase, ocorre também a selagem de porções de germe dentário de origem mesenquimatosa e a diferenciação dos elementos celulares. Em particular, na área da papila dentária (perto do esmalte) várias camadas de células mesenquimais, adquirindo uma forma cilíndrica, diferenciam-se em odontoblastos (dentinoblastos) e na porção central dessas células diferenciadas estão sujeitas à formação posterior de tecido conjuntivo solto da polpa dentária. Ao contrário dos ameloblastos, que são fortemente comprimidos uns contra os outros, os odontoblastos são separados por fendas intercelulares, contendo na sua maioria fibras de colagénio Korf. O corpo celular dos odontoblastos contém um retículo endoplasmático granular bem desenvolvido, e a proximidade do centro celular, um grande complexo de Golgi. O processo odontoblástico não contém elementos do retículo endoplasmático, mas são encontrados grânulos secretos, bolhas, filamentos e microtúbulos separados (Fig. 7).

A diferenciação dos elementos celulares do folículo pericoronário mesenquimatoso leva à formação de células formadoras de tecidos específicos - cementoblastos, osteoblastos, fibroblastos, entre outros.

A fase de diferenciação das células germinativas dentárias continua até cerca do 4º mês de vida intra-uterina de um feto humano. Esta fase é também caracterizada pelo início do crescimento em gérmen dentário mesenquimatoso dos vasos sanguíneos e nervos.

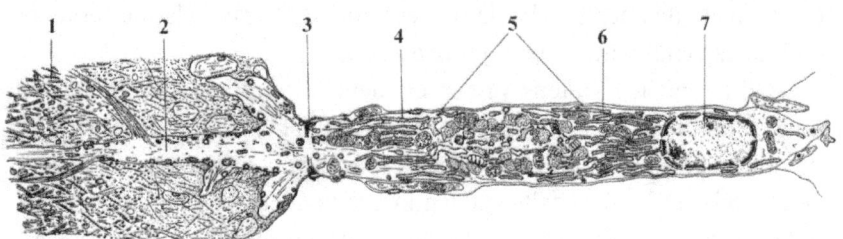

Fig. 7. Esquema da ultraestrutura odontoblástica (Weinstock M., Leblond C. 1974). 1 - zona de mineralização, 2 - processos de odontoblasto, 3 - placa terminal, 4 - retículo endoplasmático granular, 5 - complexo de Golgi, 6 - retículo endoplasmático granular supranuclear, 7 - núcleo.

1.3. A histogénese dos tecidos dentários

Um dos problemas centrais da biologia do desenvolvimento é compreender os complexos processos de iniciação e morfogénese, cujo exemplo clássico é o desenvolvimento do dente - a sua posição, forma e dimensões (Zeichner-David M., et al 1995). A morfogénese envolve toda uma gama de interacções epiteliais-mesqueléticas, que resultam na diferenciação das células e subsequente formação do órgão - o dente. Neste processo, uma pluralidade de factores de transcrição, factores de crescimento, moléculas de superfície celular e outros factores que geralmente regem todo o processo de desenvolvimento do dente.

A partir do quinto mês de células germinativas fetal humanas altamente diferenciadas, começa a implementação da função de formação de tecidos. A formaçao mais precoce de tecidos duros dentários no primário humano é indicada nos incisivos. Além disso, o processo progride na direcção da zona de crescimento (borda esmalte-dentina) para a periferia e para o centro da papila dentária, o que precede a formação da dentina e a formação quantitativa do esmalte.

Dentinogénese. No início da formação da dentina, os odontoblastos são células cilíndricas altas com um rico citoplasma e organelas citoplásmicas bem desenvolvidas. No início da dentina forma-se nas extremidades incisais das projecções ou dos nós dos dentes, e a formação estende-se gradualmente até ao centro do dente e da raiz. No decorrer da deposição da matriz dentinária por odontoblastos, estes deslocam-se em direcção ao centro da polpa. As protuberâncias separadas, os seus citoplasmas estão ligados à membrana do porão, resultando no citoplasma das células arrancadas dos seus próprios limites. No decurso da migração dos corpos odontoblastos, alguns processos odontoblásticos curtos na região da membrana basal são sublinhados. No final destes rebentos basais, onde estão ligados ao corpo de células, são produzidos muitos produtos de secreção. Com a continuação da deposição da dentina, estes processos odontoblásticos são rodeados por dentina, formando assim os túbulos dentinários. De acordo com J. Osborn (1967), os túbulos dentinários são um caminho de avanço endurecido das células odontoblásticas desde a periferia até ao centro. Em termos de corpos de migração dos odontoblastos no centro da polpa, existe uma ligação de alguns processos citoplasmáticos para formar uma única fibra dentinária (fibras de matriz dentina), que são circundadas por material amorfo (uma substância básica) da matriz. Durante a deposição da substância orgânica da dentina, em odontoblastos e seus processos tem a maior actividade da fosfatase alcalina (Hasselgren G. 1978) e no início da mineralização da dentina esta actividade é movida em células da camada subodontoblástica da polpa.

No momento da formação da dentina, formando órgão ainda é chamada de papila dentária, e quando se produz uma certa quantidade de dentina orgânica, a referida porção da polpa já se chama dentina, tanto mais que a porção central da papila dentária como um todo já está bastante organizada um tecido conjuntivo solto.

A mineralização da matriz dentinária avança na mesma direcção que a dos seus produtos. A camada mais interna da matriz dentinária (após a polpa) forma-se pela última vez e a mineralização ocorre no dente em desenvolvimento até que a camada seguinte se forme. Esta nova dentina não mineralizada chamada predentina ou dentinaídea (Fig. 8). A mineralização da matriz orgânica da dentina começa com a formação de uma pequena vesícula ligada à membrana, que é esmagada por superfícies de odontoblastos (Almuddaris M., Dougherty W. 1979, Appleton J., Morris M. 1979). Estas vesículas são ricas não só em iões de cálcio e fosfato, mas também em fosfatase alcalina. Contêm vários cristais de hidroxiapatita, que penetram subsequentemente através da parede do frasco, colocados ao longo das fibras de colagénio, onde fornecem centros de nucleação para a formação da subsequente deposição dos cristais. De facto, um odontoblastos inicial regula a mineralização da dentina, e a mineralização posterior ocorre independentemente dos mesmos.

Após a deposição das primeiras camadas de fibras orgânicas de matriz de colagénio dentina, as fibras orgânicas são de menor diâmetro e sob a forma de grelhas são dispostas em ângulo recto em relação aos túbulos dentinários emergentes. Para indicar a dentina, formada no início, o termo manto dentinário e a maior parte da dentina - dentina peripulpar. A última mineralização ocorre como resultado da propagação da formação de cristais por focos de mineralização, e na dentina peripulpar não são detectadas as vesículas matriciais.

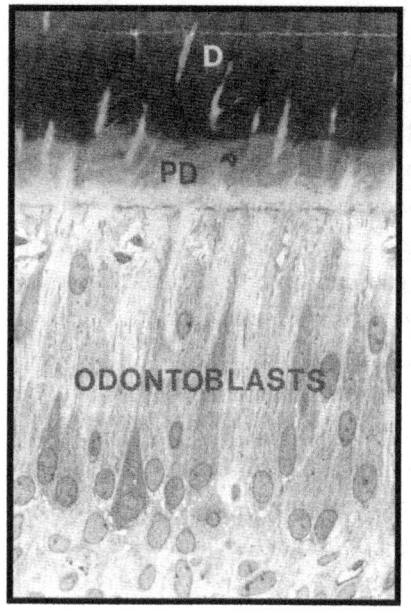

Fig. 8. Formação de dentina de área na fase final da dentinogénese. (Nanci A., Zalzal S., Smith C. 1990).
D - dentina,
PD -predentina.

A dentina, imediatamente circundante aos odontoblastos, processa mais mineralizada do que o resto da dentina é chamada dentina peritubular. Por tecido dentinário microscópico é heterogéneo. A fronteira entre a dentina inter e peritubular é claramente visível, devido às diferenças de salinidade. A dentina intertubular é 50% de substâncias orgânicas, principalmente fibras de colagénio. Existe também a chamada zona interglobular da dentina, que inclui áreas de hipomineralização, formadas durante as fases iniciais da dentinogénese (Fig. 9).

A formação da dentina radicular ocorre da mesma forma, excepto que as fibras de colagénio de grande diâmetro inicial se orientam em paralelo e não em ângulo recto em relação à membrana do porão. Além disso, a dentina radicular é formada muito mais lentamente do que a dentina coronal.

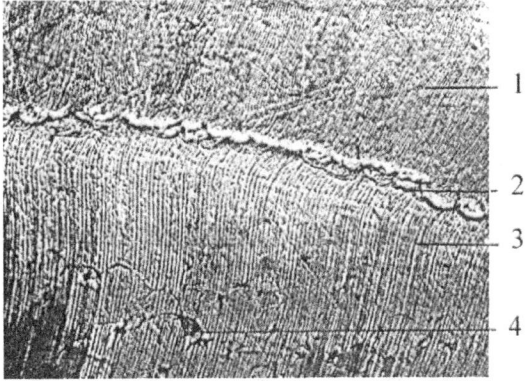

Fig. 9. Microfotografia dos tecidos duros dos dentes (Permar D., Melfi R. 1984).
1 - esmalte,
2 - junção esmalte- dentina,
3 - dentina,
4 - dentina interglobular.

<u>Amelogénese.</u> Esmalte dentário - é um produto do órgão do esmalte. Os ameloblastos produzem uma matriz orgânica do esmalte, na qual os sais de cálcio são depositados posteriormente da solução e são convertidos num tecido mais duro do corpo.

A formação da matriz de esmalte começa pouco depois do início da deposição da dentina orgânica. A superfície exterior do órgão do esmalte torna-se irregular devido à formação de numerosas dobras, que são cobertas pelas células exteriores do esmalte. As gorduras são imersas no mesênquima circundante. Por sua vez, o mesênquima entra nos espaços entre as pregas. Como resultado de uma superfície de contacto entre o órgão do esmalte e o mesênquima aumenta e, consequentemente, aumenta também o fornecimento de nutrientes para o órgão do esmalte a partir dos vasos do mesênquima. Nessa altura, a parte superior da papila dentária coberta com uma camada de dentina, comprime e empurra a polpa do órgão do esmalte. Onde as células internas do esmalte, localizadas na papila dentária, estão em contacto estreito com o epitélio externo do esmalte e os capilares sanguíneos de um saco dentário, onde, aparentemente, são necessários para construir materiais de esmalte preparados (Falin L. 1963). Ao receber o mineral e outras substâncias em ameloblastos do saco dentário, verifica-se uma alteração de polaridade morfológica e fisiológica nestas células, que ocorre no início da amelogénese. A essência deste fenómeno consiste em mover-se no sentido oposto do aparelho de Golgi e dentro de cada núcleo celular. Elas parecem mudar de lugar. Antes da amelogénese basal das extremidades dos ameloblastos, que colocavam o núcleo, dirigiam-se à papila dentária e os seus topos à polpa do órgão do esmalte. O aparelho de Golgi está localizado acima do núcleo, ou seja, mais próximo do pólo externo da célula. Assim que os ameloblastos começam a formar o esmalte, os seus núcleos começam a mover-se do interior para o exterior da célula. O aparelho de Golgi que flui em torno do núcleo move-se na direcção oposta (em direcção à dentina). É possível que uma alteração de polaridade destas células esteja associada à deposição de uma camada de dentina no topo da papila dentária, que, ao cortar os ameloblastos da sua fonte de nutrientes anterior, como eram os vasos sanguíneos da papila dentária.

    A formação da matriz de esmalte começa a partir da superfície da dentina (membrana do porão) e termina seguindo a progressão da formação da dentina. Como os odontoblastos se deslocam para o centro produzido deixando as fibras dentinárias e a matriz dentinária no solo antes de ocuparem, apenas o ameloblasto se desloca lateralmente ao longo da matriz do esmalte que produz. A matriz do esmalte tem a forma de prismas de esmalte e substância interprismática. A matriz orgânica de cada prisma é um produto de ameloblastos separados. Cada ameloblasto migra da ligação esmaltedentina para a periferia, deixando uma gota da matéria orgânica de forma a que a cadeia se forme de pellets idênticos. Presume-se que a substância interprismática é a substância intercelular, que se encontra entre os ameloblastos. Como salientado por T. Sasaki et al. (1997), secretory ameloblasts - uma célula multifuncional altamente especializada que serve como produção, reabsorção e degradação da matriz do esmalte, bem como assegura o transporte activo do cálcio para a mineralização da matriz durante a formação do esmalte. Durante a formação do esmalte em fase de maturação, os ameloblastos contêm uma quantidade substancial de proteínas transmembranas transportadoras de iões, tais como proteínas - NBCe1, que regulam o transporte do bicarbonato de sódio. Especifica (Jalali R., et al. 2014), que como resultado de mutações moleculares da proteína, em particular, mudanças abruptas nas condições de pH, o esmalte dentário se forma desorganizado estruturalmente, e hipomineralizado fino.

Durante o desenvolvimento do dente, os ameloblastos secretam extracelularmente proteases que catalisam a clivagem das proteínas através da hidrolização das ligações do péptido (Simmer J., Hu J. 2002). Entre estas proteases incluem-se principalmente a esmalelisina (metaloproteinase de matriz) e a calicreína, que é a principal função de substituir a parte principal da matriz orgânica pelo componente mineral (Lu Y., et al. 2008). Esmelysin (MMP-20) envolvida na regulação da dentina do manto de mineralização, e na formação do composto esamelo-dentina (Beniash E., et al. 2006). Os autores sugerem também que as propriedades estruturais e funcionais deste composto são determinadas nas fases iniciais da mineralização. Por sua vez, o conjunto (Barlett J., et al 2004), em fase de secreção do esmalte em maior grau, observou intensidade de esmalte, e apenas numa fase tardia de maturação esmalte - calicreína.

No que respeita à interacção com os componentes epiteliais da matriz extracelular e da membrana basal, a própria proteína da matriz do esmalte, em particular a ameloblastina, que regula a diferenciação funcional dos ameloblastos (Fukumoto S., et al. 2005). O estudo da influência da amelogenina extracelular rica em leucina (LRAP) da formação do esmalte mostrou (Stahl J., et al. 2013) que esta proteína regula a amelogenese e mineralização do esmalte. O rastreio genómico funcional do órgão do esmalte de ratos de laboratório resultou na libertação de várias proteínas secretadas são reveladas em fases de amelogénese - amelotina, proteína associada ao ameloblasto (ODAM), proteína - SCPPPQ1 (secretory calcium-associated phosphoprotein-proline-glutamine protein). Assim, esta última está envolvida na estruturação da membrana do porão e medeia a ligação das células epiteliais à superfície do esmalte (Moffatt P., et al., 2014). O estudo da composição proteica de várias subpopulações de ameloblastos mostrou (Sarkar J., et al., 2014), que as células LS8 expressam níveis mais elevados de mRNA que determinam a actividade nas células da fase secretora (contendo proteínas - Amelx, Ambn, Enam e Mmp20), e as células ACL revelam níveis mais elevados de mRNA que determinam a actividade celular na fase de maturação dos ameloblastos (proteína - Odam e Klk4). Muitos autores atribuem grande importância ao estudo do mRNA no desenvolvimento dos dentes, também do ponto de vista de que este mRNA não codificante tem uma participação bastante "subtil" não só no desenvolvimento do dente, mas também de outros órgãos de origem epitelial, pelo que o seu estudo adquire um significado biológico mais amplo (Khuu C., et. al. 2015). Estudo do teor de caderina (principal classe de moléculas de adesão celular, fornecendo uma célula homofílica dependente do cálcio em tecidos corporais compostos densos) na fase de maturação do esmalte revelado (Guan X., et al. 2014), o seu papel significativo na migração celular dos ameloblastos. Além disso, os autores observaram um fenómeno de funções de permutabilidade destas moléculas, em particular a N-cadherina na E-cadherina. Por sua vez,

S. Zhao et. Al. (2015) notam a importância da P-cadherina nos processos de secreção e mineralização do esmalte.

Imediatamente antes e durante a amelogénese, as células da camada intermédia contêm um grande número de ribossomas livres e um aparelho Golgi bem desenvolvido e uma grande quantidade de desidrogenase, fosfatase alcalina e actividade de ATPase. Isto significa que a função original do stratum intermedium é a síntese de proteínas e a produção de energia. Durante a maturação, o esmalte destas células pode conter uma quantidade significativa de auto-fagosomas que, presumivelmente, têm a função de eliminar as células dos componentes intracelulares em excesso após a amelogénese completa (Lavelle C. 1988). No processo de deslocação dos ameloblastos para a periferia, o retículo estrelado do órgão do esmalte vai-se estreitando gradualmente e torna-se indistinguível. Após a conclusão da formação da matriz orgânica do esmalte, o retículo estrelado e o intermediário do estrato são reduzidos e o epitélio externo e interno do esmalte (com células achatadas) sobrepõem-se, formando assim o epitélio reduzido do esmalte na superfície externa do esmalte dentário (Fig. 10). Antes da penetração do dente na camada epitelial da cavidade oral, o esmalte recém-formado é protegido do contacto com o tecido conjuntivo circundante, podendo o contacto levar à reabsorção do esmalte ou do cimento para a formação da superfície do esmalte. No decurso da penetração de um dente na parte da boca do epitélio reduzido do esmalte absorvido e outra porção está a ser mantida em epitélio crevicular e fixação epitelial (Shibata S. et al. 1995). A transição qualitativa do esmalte para o esmalte acompanhada pela transição sintética do colagénio tipo II para a amelogenina de síntese (Assaraf-Weill N., et al. 2014).

Os fusos de esmalte ocorrem no período inicial de desenvolvimento do germe dentário, antes da diferenciação das células ectodérmicas e mesodérmicas para ameloblastos e odontoblastos. Alguns odontoblastos não diferenciados são projecções citoplasmáticas finas que dão origem à formação do composto esmalo-dentino (a membrana basal tem a origem mesenquimal) e que se encontram entre as células, que se diferenciam depois em ameloblastos. Estes processos, durante todo o período de formação e mineralização do tecido duro dentário, sem alterar a sua localização, convertem-se no fuso do esmalte.

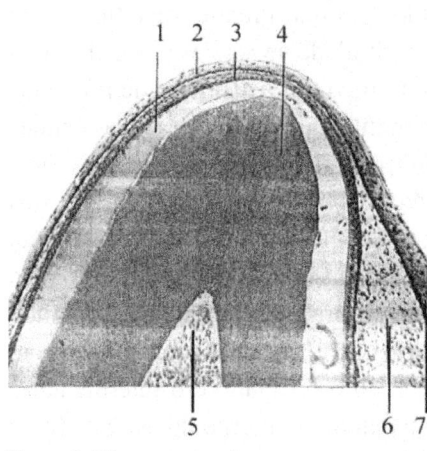

Fig. 10. A estrutura dos tecidos dentários antes de penetrar na boca (Permar D., Melfi R. 1984).
1 - matriz de esmalte,
2 - epitélio oral,
3 - epitélio de esmalte reduzido,
4 - dentina,
5 - pasta de papel,
6 - tecido conjuntivo da gengiva,
7 - epitélio gengival.

Após a formação da matriz, a formação do esmalte é completada e começa a deposição de cristais submicroscópicos de substâncias inorgânicas entre e em torno das fibras da matriz do prisma e do espaço interprismático. Estes cristais têm uma orientação definida: no centro dos prismas estão dispostos paralelamente ao eixo longitudinal do seu eixo prismático; os cristais entre prismas (substância interprismática) estão dispostos num ângulo em relação ao eixo longitudinal dos prismas. O esmalte dentário humano é cerca de 96% constituído por minerais e é o tecido mais duro do corpo.

Os ameloblastos com extremidades rugosas são reguladores do movimento de cálcio e outros iões (bicarbonato) no esmalte, a fim de manter a capacidade tampão e de crescimento do cristal na sua superfície (Smith C. 1998). O autor considera a causa dos ameloblastos suavizantes inexplicáveis, mas acredita que apoia o crescimento contínuo dos cristais.

J. Simmer et al. (2010) descrevem os seguintes cinco parâmetros que caracterizam o processo de amelogénese: 1) a taxa de crescimento da aposição; 2) a duração do crescimento da aposição; 3) a taxa de aumento dos ameloblastos; 4) a duração do aumento dos ameloblastos e 5) a cobertura da aposição de terminação. Assim, o crescimento da aposição ocorre ao longo da mineralização da membrana distal (secretora) dos ameloblastos, onde se formam os fosfatos de cálcio amorfos, que são recolhidos na fita adesiva e alongados, formando cristais de hidroxiapatita. A função potencialmente importante das proteínas do esmalte neste processo é o alinhamento das sucessivas camadas de componentes minerais.

Durante a maturação inicial (mineralização) no esmalte, há alterações significativas na proporção de componentes estruturais orgânicos e minerais. A perda de proteína torna-se visível assim que o esmalte atinge toda a sua espessura e inicia a sua maturação. A perda da matriz do esmalte antes da maturação é acompanhada por alterações significativas na composição dos aminoácidos, especialmente nas proteínas amelogénicas, embora também ocorram algumas alterações no esmalte. O valor destas alterações complexas das proteínas do esmalte no supostamente mais. Após a ocupação do grande espaço tecidual da amelogenina, que acabou por substituir a fase mineral, definem efectivamente o espaço em que crescem os cristais de hidroxiapatite. As esmalinas ocupam um espaço muito menor deste tecido e estão mais ligadas à fase mineral das conversas sobre as suas funções de formação de núcleos aos cristais de hidroxiapatite. A distracção uniforme e suficiente das esmalinas em matriz amelogénica sugere a sua capacidade de ditar a localização e orientação dos cristais. O processo de mineralização do esmalte é acompanhado por fortes alterações quantitativas e qualitativas na composição fraccional das proteínas (Freidin L. et al. 1976). No final do desenvolvimento fetal são revelados 10-14 componentes proteicos, enquanto que no esmalte dos dentes primários erupcionados são apenas 1-3. Notando a singularidade do processo de biomineralização do esmalte, R. Lacruz, et al. (2010) apontam para a importância do pH no microambiente das alterações dos tecidos que regulam o crescimento dos cristais de esmalte.

O processo de maturação do esmalte isolado é controlado por 60 genes que estão associados aos processos de oxidação, ao transporte do próton, à actividade lisossómica, à morte celular, à adesão celular, à activação das populações de células T e a muitos outros fenómenos que acompanham o processo de maturação do esmalte (Lacruz R., et al . 2011).

1.4. A histogénese do aparelho de suporte dos dentes

O aparelho de suporte (cemento, ligamento periodontal e parede alveolar) é formado como resultado da diferenciação das células mesenquimais e histogénese das células do folículo pericoronário. O folículo pericoronário contém células fibroblásticas indiferenciadas, que dão origem à formação de fibroblastos, osteoblastos e cementoblastos e células mesenquimais perivasculares indiferenciadas que também dão origem à formação de fibroblastos (Ten Cate R. 1969). As fibras de matriz orgânica e colagénio do periodonto, cimento e paredes alveolares são formadas substancialmente em simultâneo, como resultado da função formadora de tecidos destes elementos celulares. Inicia-se então a mineralização do chamado osso reticulado da parede alveolar e do cimento de modo a que, em resultado, as extremidades das fibras de colagénio do ligamento periodontal sejam imersas dentro de um tecido duro (Fig. 11).

Existem algumas semelhanças nos processos de formação e posterior mineralização do cimento e do osso. Tal como no caso do osso, a cementogénese começa pela deposição de matriz colagénica irregular com matriz interfibrilar denominada cementoide.

A mineralização matricial progressiva começa a partir da fronteira entre cimento e dentina. Ao mesmo tempo, no decurso da formação (deposição de matriz orgânica) do cimento, os cementoblastos permanecem imersos no material base (as células não migram como no caso dos odonto- e dos ameloblastos) e, após a mineralização, perdem uma actividade sintética, transformando-se em cementocitos. No entanto, devido à presença de ligações intercelulares de crescimento, proporcionam a formação de túbulos não mineralizados em torno de processos citoplasmáticos, que são outras formas de adição de nutrientes ao cimento tecidular, e em parte na dentina.

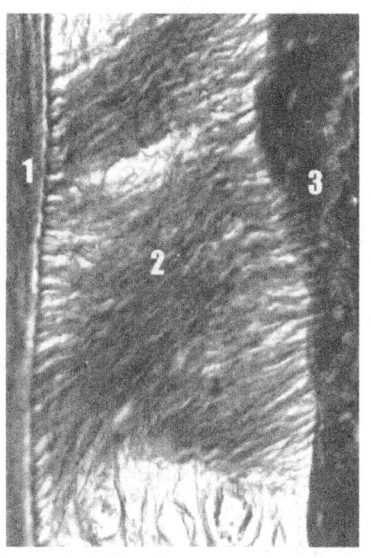

Fig. 11. As extremidades das fibras principais do ligamento periodontal murado em cimento e osso alveolar (Carranza F. 1990).
1 - execução,
2 - fibras periodontais,
3 - osso reticular da parede alveolar.

A formação e mineralização parcial dos tecidos, resultante dos folículos dentários, ocorre após a formação da dentina radicular.

No processo de odontogénese, em particular, na mineralização dos tecidos duros do dente, uma enzima cathepsina-K (cisteína proteinase) desempenha um papel, uma vez que se encontra apenas na fase de mineralização e está ausente durante o desenvolvimento do germe dentário e após a erupção (Jiang T., et. Al., 2017). E na questão da diferenciação dos elementos celulares formadores de tecidos do ligamento periodontal (em particular, odontoblastos e cementoblastos), foi revelada a importância do Tβ4 (tyrosine-beta-4) (Lee S., et al., 2015). Olhando para o futuro, notamos que este factor manifesta a sua actividade ao estimular o RUNX2 (Someya H., et al., 2015).

A migração das células da crista neural da região mesencefálica do cérebro em desenvolvimento começa a fusão do tubo neural. Estas células migram sob o tecido ectodérmico onde começam a acumular áreas específicas, o que leva à formação de uma placa dentária. Depois diferenciam-se na estrutura heterogénea - nervos sensoriais e autonómicos, gânglios, células de Schwann e várias células da polpa dentária. Vários estudos experimentais do desenvolvimento do tecido da polpa dentária nervosa mostraram resultados muito mistos: alguns autores encontraram o aparecimento de fibras nervosas e terminações antes da histogénese dos tecidos dentários, enquanto outros argumentam que a formação de estruturas neurais ocorre muito mais tarde (Coughlin M., et al 1978, Kollar. E., Lumsden A. 1979, Lumsden A. 1982).

Relativamente ao desenvolvimento do tecido nervoso da polpa S. Fanali et al. (1991) isolaram dois pontos-chave: o desenvolvimento da inervação dentária está correlacionado com o estádio de desenvolvimento dos dentes individuais, e não com a idade cronológica do animal, e o segundo, essa polpa dentária amadurece muito mais tarde na formação e maturação de outras estruturas dentárias. A ausência de nervos em estreita ligação com os tecidos durante a fase de indução do desenvolvimento dentário dá razões para acreditar (Mohamed S., Atkinson M. 1983), que a indução neural não tem qualquer papel no início da odontogénese. No desenvolvimento da polpa de inervação sensorial são importantes factores de crescimento nervoso e alguns factores neurotróficos podem também ter um factor neurotrófico na linha celular glial (Fried K., et al. 2000). Embora muitos autores tenham argumentado que o desenvolvimento dentário ocorre sem a participação activa do tecido neural, no entanto, alguns investigadores não excluem a possibilidade de sinais celulares entre odontoblastos e terminações nervosas, que podem desempenhar um papel no processo de desenvolvimento (Chiego D. 1995).

Na questão da inervação do dente em desenvolvimento e dos tecidos circundantes, a presença e efeito da proteína semaforina-3A, que é a ligação entre os processos de morfogénese dentária e inervação sensorial, também é importante, o que garante a formação do dente como unidade funcional integral (Luukko K., Kettunen P. 2016).

O processo de formação das raízes dos dentes na região é também acompanhado por uma redistribuição significativa de células imunitárias, em particular monócitos e macrófagos, que têm origem numa especificidade regional e no papel destas células na resposta imunitária (Tamura H., et al. 2003).

1.5. O papel da bainha epitelial da raiz de Hertwig no desenvolvimento dos dentes

Após a conclusão da morfogénese da coroa dentária, o órgão interior e exterior do epitélio do esmalte expande-se até à porção apical do germe dentário, formando assim a chamada bainha epitelial da raiz de Hertwig (Zeichner-David M., et al. 2003, Huang X., et al. 2009). Assim, os resíduos deste tecido retidos no ligamento periodontal após a formação das raízes e durante praticamente toda a vida que no periodonto em funcionamento receberam os restos epiteliais do nome de Malassez (Fig. 12).

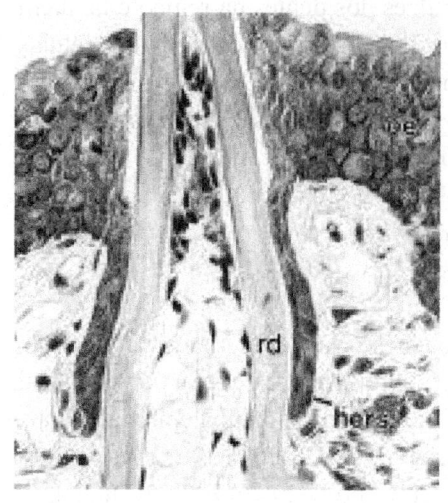

Fig. 12. Bainha epitelial da raiz de Hertwig (Hers) (Luan X., et al. 2006).

Embora pareça indiscutível o seu papel na formação das raízes dos dentes, mas os mecanismos exactos para esta função não estão completamente esclarecidos e, mais ainda, alguns investigadores atribuíram às funções que ainda não foram confirmadas experimentalmente (Ten Cate A. 1996). Entre estas funções está indicada a promoção da estruturação dos tecidos da papila e do folículo pericoronário, a regulação dos termos das raízes de desenvolvimento, a indução da diferenciação das células mesenquimais em odontoblastos e cementoblastos (Zeichner-David M., et. al. 2003). Alguns autores declaram (Slavkin H., et al. 1989) que as células epiteliais de Hers envolvidas na síntese e secreção de proteínas que formam a base de uma matriz acelular de cimento orgânico. Além disso, estudos de L. Hammarström et al. (1996) constataram que o epitélio de Hers participa essencialmente na formação do cimento celular, onde se a síntese proteica do cimento sem células produzido pelas próprias células, a matriz orgânica do cimento celular formada por estimulação celular mediada por células da camada interna de Hers. Na formação e desenvolvimento das raízes dos dentes é importante uma proteína de matriz de esmalte - ameloblastin, que não só controla a diferenciação das células epiteliais de Hers, mas também um factor motivador para a formação adequada das raízes (Hirose N., et al. 2013).

Por outro lado, com base no estudo da contribuição epitelial e mesenquimal para o desenvolvimento do cimento radicular, T.

Diekwisch (2001) afirma que antes da cementogénese a camada epitelial Hers rompe-se, a partir do tecido circundante é isolada pela membrana do porão e não participa na síntese da matriz cimentícia, células mesenquimais para penetrar na superfície da raiz e mostrar actividade funcional. Sobre o papel exclusivo dos cementoblastos de origem mesenquimatosa (dos folículos dentários) na síntese da matriz cimentícia orgânica, como evidenciado pelos resultados da investigação J. D'Errico et al. (1995). Assim, no processo de diferenciação das células mesenquimais em cementocitos formadores de cimento está presente a importância atribuída aos diferentes componentes da membrana basal (MacNeil R., Thomas H. 1993). Anteriormente, estudos H. Slavkin et al. (1989) mostraram que as proteínas da matriz do cimento diferem fundamentalmente das proteínas do esmalte.

Quando se encontram células co-culturais do folículo pericoronário com células epiteliais do Hers (Bai Y., et al. 2011), de tal forma que apenas a interacção epitelial-mesenchimal assegura a formação de tecidos periodontais. Confirmando a importância das células epiteliais de Hers na formação dos tecidos periodontais, D. Bosshardt (2005) argumenta que a emergência de cementoblastos e osteoblastos não está associada a uma única linha de progenitores e que os cementoblastos, neste aspecto, são células únicas. medida que o desenvolvimento radicular das células epiteliais de Hers sofre uma apoptose gradual, na qual as células do folículo pericoronário (Lee J., et al. 2012) desempenham um papel eficaz, em particular os cementoblastos que implementam a função através da via Fas/FasL (proteína transmembrana, pertencente ao factor de necrose tumoral familiar - TNF). Assim, o mesmo mecanismo é também implementado no processo de apoptose dos restos epiteliais de Malassez.

Em conexão com o desenvolvimento teórico e experimental da bioengenharia periodontal, nos últimos anos, ele apareceu novamente de grande interesse para o estudo do papel da bainha epitelial radicular de Hertwig no desenvolvimento e funcionamento do complexo dente-periodontal. Em particular, um estudo recente concluiu que Hertwig também desempenha um papel muito importante na regulação e manutenção do espaço do ligamento periodontal e suas funções (Luan X., et al. 2006). No estudo das condições de formação de formas de dentes fundamentalmente diferentes umas das outras e da sua possível participação neste processo, W. Sohn et al. (2014) revelaram alguns factos interessantes. Em particular, verificou-se que a velocidade e o âmbito da proliferação de células mesenquimais têm determinismo local (na superfície da raiz mesial, estes fenómenos são mais pronunciados do que na bifurcação), indicando que a regulação espacial deste processo. É também demonstrado (Sakano M., et al. 2013), que no campo da sua actividade mitótica das células epiteliais externas do esmalte é muito superior à camada interna, o que também se enquadra na lógica dos estudos anteriores. Além disso, acredita-se que o mesênquima forma uma barreira física que impede a intussuscepção pelo seu epitélio. H. Sakuraba et al. (2012) estabeleceram experimentalmente que, na estimulação do processo de enraizamento pelo seu epitélio, um importante papel desempenha o factor de crescimento dos hepatócitos (HGF).

1.6. Interacção intercelular (intersticial) e controlo genético durante o desenvolvimento dentário

O fenómeno do desenvolvimento dentário proporciona uma oportunidade única para estudar a base celular e molecular da organização biológica e desenvolvimento dos tecidos (Slavkin H. 1988), incluindo biologia, morfogénese, cittodiferenciação, formação de matriz extracelular específica de tecidos e biomineralização (Slavkin H. 1991). Ao longo da última década, tem feito um grande trabalho na identificação do papel de vários factores de crescimento, transcrição e muitos outros factores nos mecanismos moleculares do desenvolvimento dos dentes e das interacções intersticiais epiteliais-mesquimais (Tompkins T. 2006; Yang J., et. al. 2017). Como bem aponta H. Kapadia et al. (2007), o processo de desenvolvimento dentário é tão complexo e é controlado por tantos factores de crescimento, transcrição, receptores de sinalização e morfógenos solúveis, o que não surpreende a sua exposição a alterações profundas - até à agenesia. Em geral, no processo de organogénese, a formação de centros de sinalização, que são os factores de crescimento sintetizadores dos clusters celulares, é muito importante (Du W., et al., 2017). Em particular, T. Meng et. Al. (2015) indicam que durante o desenvolvimento do dente, o factor de transcrição Twist1 realiza a sua função de controlo através da via de sinalização FGF.

Como já indicado, os dentes dos mamíferos estão a desenvolver dois tipos de células - células ectodérmicas da fossa oral e células mesenquimais da crista neural. Estes dois tipos de células e tecidos relacionados entre si controlam todo o processo do dente - desde o início até à formação e diferenciação das células, seguido da morfogénese do tecido maduro. Estes. todo o processo de desenvolvimento do dente é acompanhado por um sistema bastante complexo de troca de sinais entre o ectoderme e o mesênquima. Neste caso, o processo ocorre em condições de alterações constantes na direcção de sinais de diferentes respostas celulares, que geralmente controlam a posição e diferenciação espacial das células (Sharpe P. 2001, Seppala M., et al. 2006). É já evidente desde uma fase muito precoce, quando as células mesenquimais do arco da primeira brânquia (crista neural) migram para o local da futura formação do germe dentário, e que se tornam potencial odontogénico apenas quando interagem com células de origem ectodérmica (Lumsden A. 1988). Além disso, mesmo no que respeita à formação de variações anatómicas dentárias de diferentes membros do grupo, adaptadas às funções específicas da mastigação, também realçou o papel especial da interacção intersticial, como o tecido ectodérmico com crista neural (Cobourne M., Mitsiadis T. 2006). De acordo com dados experimentais R. Schmitt et al. (1999), a morfogénese mesenquimatosa dentária é controlada não só da sua espécie específica, mas também da sua simetria espelhada.

As principais vias de sinalização que funcionam durante o desenvolvimento dos dentes são BMP, FGF, Shh e Wnt. Estudos recentes mostram que estas vias de sinalização interagem através de loops de feedback positivo e negativo que regulam a morfogénese não só dos dentes individuais mas também do número de dentes, forma e estrutura espacial (Lan Y., et al. 2014). Que BMP, FGF, Hh e Wnt controlam não só os processos de proliferação e diferenciação celular, mas também o desenvolvimento de grupos diferenciados de dentes individuais resultantes da interacção intersticial também indicam dados experimentais e J. Jernvall I. Thesleff (2000).

Nos primeiros numerosos estudos, descobriu-se que os sinais para iniciar o desenvolvimento dentário provêm do ectoderma da fossa oral (Henzen 1957, Johnston 1966), e que o epitélio do germe dentário tem potencial odontogénico e pode causar a formação do germe da área temática - papila dentária (Mina M., Kollar E. 1987, Lumsden A. 1988). Por outro lado, verificou-se também que o mesmo potencial, por sua vez, também tem um mesênquima de germe dentário, que por sua vez pode induzir a formação de dentes num epitélio de origem não dentária (Kollar E., Fisher D. 1980). No entanto, R. Maas (1997) sugere que, inicialmente, o epitélio do germe dentário continha um potencial odontogénico que "instrui" tecidos mesenquimais homólogos ou heterólogos a formar dentes de pente. Como já foi demonstrado (Ruch I. et. al. 1976, Thesleff I., Hurmerinta K. 1981), sem uma camada epitelial é impossível a formação e desenvolvimento posterior dos dentes. Por sua vez, notando a possível transição do potencial odontogénico ectodérmico para o tecido mesenquimatoso, especialmente em ratos de laboratório, X. Hu et al. (2014) notam que o tecido epitelial do germe dentário humano na fase de gema (mas não na fase do sino) é capaz de induzir a formação de tecido dentário em contacto com o mesênquima embrionário. Na fase do sino, um tecido mesenquimal adquire a capacidade de transformação das células epiteliais em ameloblastos secretores de esmalte. Uma opinião semelhante é também partilhada por B. Wang et al. (2010) que este fenómeno enfatiza em termos de geração de dentes bio-engenharia.

Um dos principais investigadores contemporâneos dos processos sucessivos de interacção intersticial no germe dentário e o seu papel na morfogénese dos tecidos é I. Thesleff, que em muitas das suas publicações recentes (também em colaboração com outros cientistas) levanta o epitélio dentário crucial nestes processos. Em particular, apontando para os mecanismos moleculares pouco estudados de regulação dos processos no tecido mesenquimatoso e focando o papel central do epitélio dentário no processo de diferenciação das células mesenquimatosas da papila dentária, I. Thesleff et al. (2001) descobriram que como moléculas sinalizadoras no epitélio actuam principalmente BMP (proteína morfogenética óssea), FGF (factor de crescimento do fibroblasto), Hh (caminho de sinalização proteica do porco-espinho) e Wnt. Pode assumir-se que as células mesenquimais da papila dentária se tornam o potencial de diferenciação nas células específicas do tipo - odontoblastos durante o desenvolvimento dentário e que este potencial permanece dentro da polpa dentária da vida (Thesleff I., Vaahtokari A. 1992). Neste caso, os episódios chave para iniciar a diferenciação dos odontoblastos estes autores consideram a condensação de células mesenquimais perto do local do gomo epitelial, a formação da papila dentária e o início da diferenciação das células epiteliais. Além disso, também encontramos (Thesleff I., et al. 1990) que recebe sinais moleculares diferentes em vários estágios de desenvolvimento do epitélio da papila dentária mesenquimatosa. Em particular, factores moleculares como o syndecan (proteoglicano de superfície celular) e a tenascina (glicoproteína matricial) parecem maiores no estádio de desenvolvimento dos gomos e participam no processo de condensação das células mesenquimais, e no estádio de diferenciação dos odontoblastos, a actividade destes factores é gradualmente extinta. A fim de descobrir os mecanismos moleculares que regulam a morfogénese dos dentes humanos, X. Dong et al. (2014) examinaram os padrões de expressão das principais moléculas da via de sinalização de BMP no desenvolvimento do germe dentário humano nas fases da sua formação. Os autores encontraram a severidade destas moléculas ao longo do gomo, mas é com uma clara predominância na camada interna do órgão do esmalte. Para estudar os mecanismos de diferenciação das células progenitoras em células formadoras de tecidos no folículo pericoronário (osteoblastos, fibroblastos e cementoblastos) alguns autores utilizaram o método de eliminação condicional de genes Bmp2 (Rakian A., et al 2013), que revelou as seguintes irregularidades no germe dentário: defeito de diferenciação terminal dos odontoblastos radiculares; violações significativas na formação do ligamento periodontal; diminuição da síntese do factor de crescimento endotelial com as violações relevantes na formação do sistema microvascular; violações substanciais da forma e função dos ameloblastos. Durante a diferenciação das células epiteliais nas células que sintetizam a matriz orgânica do órgão do esmalte (ameloblastos) deixam de fornecer os respectivos sinais de Bmp1, o que leva à perturbação da formação não só do esmalte, mas também do cimento (Yang Z., et al. 2013). Nos processos de morfogénese do tecido dentário, a actividade do Bmp também é vista com a cumplicidade de uma variedade de estruturas proteicas de um germe dentário, particularmente a proteína associada ao ameloblasto odontogénico (ODAM) (Lee H., et al. 2012), factor SHP (Oh S., et al. 2012) et al. Além disso, assume-se (Jia S., et al. 2013), que o Bmp inibe a influência dos inibidores de crescimento do tecido mesenquimatoso.

Uma das interacções epiteliais-mesqueléticas indutoras são as metaloproteases de matriz extracelular, e que é um pré-requisito para o estudo das actividades funcionais destes factores durante o desenvolvimento dentário (Schwab W., et al. 2007). Utilizando o método de supressão desta enzima, alguns autores estudaram experimentalmente o seu efeito sobre as características da formação dos dentes. Em particular, M. Khaddam et al. (2014) constataram que estes animais observaram precipitação e a formação de atraso de esmalte, violação da diferenciação de odontoblastos e ameloblastos, resultando numa diminuição acentuada do volume e da espessura do esmalte.

Numa fase posterior da formação do dente, embora seja possível diferenciar os vários sítios celulares do germe dentário em culturas isoladas de tecido (de células epiteliais a ameloblastos, de mesênquima a odontoblastos et al.) (Begue-Kirn C. et. al. 1992, Lesot H. et. al.

1994, Couwenhoven R.., Snead M. 1994), contudo, muitos autores argumentam que a diferenciação das células e todos os processos subsequentes que ocorrem durante a morfogénese são presença obrigatória da interacção indutiva entre as células de origem epitelial e mesenquimal. Assim, H. Lesot et al. (2014), num estudo morfológico experimental, constataram que durante o crescimento do germe dentário, os processos de formação do colo epitelial, histogénese do órgão do esmalte, formação de ligações epiteliais-mesenquimais e alterações da heterogeneidade das células da papila dentária mesenquimais são controladas pelas interacções epiteliais-mesenquimais.

Muito interessante como um estudo destacou a importância da interacção entre as células epiteliais e a membrana basal, o que resulta na segregação de algumas células epiteliais e na formação do esmalte de participação das cúspides dentárias (Lisi S., et al. 2003). A análise do processo de proliferação e diferenciação celular na primeira fase de formação de um germe dentário mostrou (Kero D., et al. 2014) que a actividade destes processos tem um curso ondulatório mais alternado das fases activa e passiva.

O estudo da interacção epitelial-mesquitemática é a base do desenvolvimento da bioengenharia regenerativa de órgãos (Zheng L., et al. 2013, Oshima M., Tsuji T. 2014).

Como um dos resultados importantes da interacção intersticial e implementação de mecanismos de sinalização molecular durante o desenvolvimento dos dentes, K. Luukko e P. Kettunen (2014) designam o factor de crescimento nervoso e a semaforina 3A, em particular, no desenvolvimento do dente de inervação periférica. Uma opinião semelhante é também partilhada por A. Shrestha et al. (2014), que notam um fenómeno temporário e regulação paterna do tecido nervoso da papila dentária. Outros estudos (Kettunen P., et al. 2005), na morfogénese dentária dos tecidos, incluindo tecido neural, também estabeleceram um papel importante de factores como o Wnt4 (proteína secretada, codificada pelo gene Wnt4) e o Tgfbeta1 (família das citocinas polipéptidas, controlando o crescimento, diferenciação e proliferação de células), que, por acaso, são de origem epitelial. O factor Wnt desempenha também uma função importante na homeostase do tecido dentário mineralizado, em particular indirectamente com Runx2, aumenta o volume e densidade da dentina (Lim W., et al. 2014).

Estabeleceu (Liu M., et al. 2014) que o excesso de severidade proteica YAP-epithelial (activador da via de sinalização Hippo, processos de controlo da proliferação celular e apoptose) resulta numa formação maciça de placas dentárias, seguida de deformação de todo o germe dentário.

De salientar também o estudo de J. Gaikwad et al. (2001), estabeleceram um papel significativo da proteína Cbfa1 (Core-binding factor alfa 1, também conhecido como Runt-related transcription factor 2 - RUNX2) não só no processo de diferenciação dos osteoblastos, mas também dos odontoblastos, os que, em matéria de remodelação óssea (Wang X., et. al. 2016). Foi também estabelecido (Ge J., et al., 2015) que a mutação do RUNX2 conduz a uma violação do sistema de sinalização induzido pelo osteoclasto e a um atraso na erupção.

Um centro único de sinalização do crescimento e formação do dente é um botão epitelial do germe dentário, incluindo a proliferação e apoptose das próprias células epiteliais (Coin R., et al. 2000).

O esquema da interacção de vários tecidos no período de desenvolvimento dos dentes é apresentado na Fig. 13.

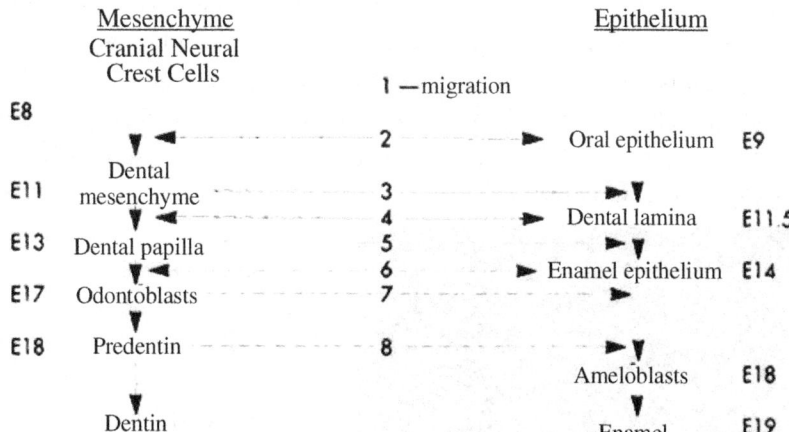

Fig. 13. Esquema que descreve as diferentes interacções teciduais recíprocas que ocorrem durante o desenvolvimento dos dentes molares do rato. É indicado o dia de desenvolvimento embrionário (E). Modofoed de Thesleff e Hurmerinta, 1981, e de Lumsden, 1988. Uma seta de duas pontas é mostrada no passo 2, porque não é claro se o epitélio influencia primeiro a crista neural ou voce versa (Maas R., Bei M. 1997).

No estudo dos mecanismos moleculares que regulam as interacções epiteliais e mesenquimais, T. Ohira et al. (2012) descobriram que esta questão é importante para a severidade da proteína hemerina (RARRES2) nas células progenitoras do epitélio e hemR23 (Cmklr1) nas células mesenquimais.

Ao analisar a expressão dos genes no germe dentário A. Komine e Y. Tomooka (2012) concluíram que para o processo normal de odontogénese são necessários certos sinais das células epiteliais, que definem a sua interacção com as células mesenquimais do tecido.

Através do estudo do comportamento das células em cultura (Rothova M., et al. 2011), que na fase inicial da formação do germe dentário a papila dentária representava principalmente células de crista neural, que posteriormente são deslocadas por células de origem mesenquimatosa, que também formam uma rede de células endoteliais, que por sua vez formam os vasos sanguíneos do dente (Figura 14). Assim, foi demonstrado que estas células endoteliais progenitoras G. Yuan et al. (2014), migram da papila dentária mesenquimatosa circundante, mas directamente na formação do sistema vascular envolveram mecanismos de vasculogénese, angiogénese e apoptose.

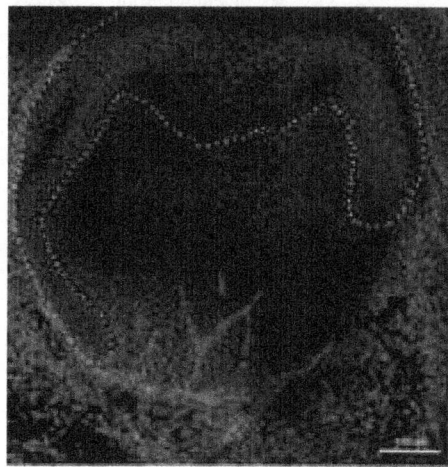

Fig. 14. A formação de vasos sanguíneos do dente (Rothova M., et al. 2011).

O estudo de uma das vias de sinalização de três proteínas - Shh (Sonic hedgehog) mostrou (Dassule H., et. al. 2000; Ishida K., et. al. 2011; Yu J., et. al. 2015), que este factor é a sua principal função na modelação da forma e do tamanho da coroa e não está envolvido no estímulo à diferenciação de ameloblastos e odontoblastos. Por outro lado, é aprovado (Gritli-Linde A., et al. 2002), que este factor desempenha um papel importante não só na formação espacial da coroa mas também na organização citológica do tecido epitelial e mesenquimal do germe dentário, como eliminação genética deste factor do epitélio, que é a única fonte de Shh no gomo, resultando na quebra material destes processos.

Entre os muitos factores que medeiam as vias de sinalização inversa entre as diferentes populações de células, um lugar especial são as proteínas familiares BMP (proteína morfogenética óssea), estimulando a formação óssea. Algumas destas proteínas (Bmp4 e Bmp7) são expressas no epitélio e no mesênquima do germe dentário, enquanto que a Bmp2 é exclusivamente detectada no tecido epitelial (Maas R., Bei M. 1997). Foi estabelecido que o Bmp4 detectado já na fase da placa dentária (lâmina) e o seu aumento ao longo do tempo coincide com a transição do desenvolvimento dentário da capacidade do epitélio para o mesênquima (Mina M., Kollar E. 1987), o que aponta directamente para o papel indutivo deste factor para o mesênquima.

Dado o importante detalhe da estrutura de um germe dentário que os tecidos epiteliais e mesenquimais são separados por uma membrana basal, G. Cutroneo et al. (2002) examinaram e encontraram o papel da actina colante (talina e vinculina) na interacção fluida intersticial. Os autores argumentam que o sistema de actina desempenha o papel de uma das vias de sinalização que coordenam a interacção entre o epitélio e o mesênquima.

Assim, inúmeros estudos sobre as interacções epiteliais-mesqueléticas durante o desenvolvimento do germe dentário, na diferenciação celular e na morfogénese tecidual mostraram ainda que esta interacção pertence principalmente à componente epitelial do germe dentário. Como salientado por R. Maas e M. Bei (1997) é inicialmente um potencial odontogénico no epitélio dentário que, após a formação e espessamento localizado das placas dentárias, sinaliza o mesênquima sujeito sobre a formação precoce do dente. Além disso, outros processos proliferam e diferenciam os elementos celulares também testados sob troca de sinais indutivos entre o epitélio e o mesênquima do germe dentário.

No entanto, alguns estudos indicam (Begue-Kirn C., et al. 1992, Lesot H., et al. 1994, Yu J., et al. 2006), que nas fases posteriores do desenvolvimento dentário a interacção epitelial-mesquímica perde, em certa medida, a sua relevância. Assim, os autores incubaram células da papila dentária, em diferentes estágios de desenvolvimento, e depois são transplantadas para a cápsula renal. A experiência revelou que, apesar da ausência de células epiteliais, as células mesenquimais da papila dentária passam rapidamente todos os estádios de desenvolvimento, seguidos da formação de dentina e predentina (com túbulos dentinários). Também desde que as próprias células epiteliais possam também passar pelo estádio de diferenciação na ausência de tecido mesenquimal, ou seja, sem interacções epiteliais-mesenquimais (Morotomi T., et al. 2005).

No processo de interacção intersticial, a função reguladora também desempenha um factor como o ADAM28 (enzima proteica contendo desintegração e metaloprotease) (Zhao Z., et al. 2006). A proliferação e diferenciação das células germinais dentárias estimulou factores importantes como o crescimento embrionário, tanto o ERK (factor que regula os sinais extracelulares) como o FGF (factor de crescimento do fibroblasto) (Cho K., et al. 2009), factor Fisp12/CTGF (TCA factor de crescimento do tecido conjuntivo) (Shimo T., et al. 2002), factor-1 angiopoetina (Nakajima K., et al. 2014), factor de transcrição de membrana ATF6 (Kim J., et al. 2014), factor FHL2 (Du J., et al. 2012), e outros factores. Ao mesmo tempo, a influência deste último factor nestes processos depende do tempo, cujo montante diminui drasticamente na fase de ameloblastos de secretariado. Dada a elevada actividade biológica das neurotrofinas, S. Arany et al. (2009) estudaram e encontraram um papel importante da NGF (factor de crescimento nervoso) no processo de diferenciação dos odontoblastos.

H. Lesot et al. (2001) mostram que vários factores induzem diferentes direcções de diferenciação citológica. Em particular, os autores constataram que o IGF-1 promove a diferenciação estrutural dos odontoblastos e os sinais de diferenciação funcional destas células provêm de factores como o TGF beta 1, 2, 3, Bmp2, 4, e 6.

A família do factor de crescimento dos fibroblastos (FGF) é composta por 22 membros que regulam vários processos durante o desenvolvimento dentário: processos celulares de proliferação, diferenciação, adesão e mobilidade; desempenham um papel importante nos marcadores de germes dentários iniciais; durante a invaginação epitelial em tecido mesenquimal, bem como outros processos de odontoblastos e ameloblastos de maturação e formação das formas dos dentes (Li C., et al. 2014).

O factor de crescimento transformador (TGF) apresenta a sua actividade na proliferação celular, diferenciação, apoptose e remodelação da matriz extracelular, que inclui a amelogénese, ou seja, este factor desempenha um papel importante na actividade funcional na maturação dos ameloblastos e dos tecidos de esmalte (Cho A., et al. 2013).

Receptor activador do plasminogénio (PAR), que rege o processo de proteólise pericelular, imunohistoquímica detectada em células epiteliais, ameloblastos e odontoblastos do germe dentário (von Germar A., et al. 2013), que, segundo os autores, desempenham um papel importante na migração, diferenciação e proliferação das referidas células.

Também revelou o papel funcional de certas caspases (caspase - uma família de proteases cisteína que desempenham um papel importante nos processos de apoptose e necrose) nos processos de desenvolvimento dos dentes. Em particular, E. Matalova et al. (2013) descobriram que a caspase-7 é detectada em ameloblastos e odontoblastos diferenciados, e desempenha um papel importante na diferenciação funcional das células e dos tecidos mineralizados adicionais.

Durante o período de desenvolvimento do dente na interacção epitelial-mesquimal, o papel da placa primária como aparelho sensorial do germe dentário é também importante, que realiza esta função através da recepção mecânica e química dos factores de crescimento (Hisamoto M., et al., 2016).

A interacção epitelial-mesquitemática (caminho de sinalização), bem como a interacção das células com a matriz extracelular, são controladas por factores celulares e genes específicos do alvo (Casasco A., et al. 2007). Estudos genéticos de desenvolvimento e dentição estudaram e identificaram a expressão de cerca de 200 genes nos dentes de ratos de laboratório, e outros mamíferos que desempenham um papel decisivo em todas as fases dos componentes deste processo (Jernvall J., Thesleff I. 2000). Como exemplo da interacção de factores individuais e genes no processo de desenvolvimento dentário, os autores dão uma amostra de interacções antagónicas entre FGF e Bmp, bem como da própria expressão genética Pax9 nas fases iniciais da formação dentária (Figura 15). Assim, ambos os factores determinam a localização da expressão mesenquimatosa do gene, mas se o FGF estimula a expressão Bmp então exerce uma influência inibitória. Além disso, deve-se notar que a expressão dos genes e a expressão das vias de sinalização têm uma relação histórica, ou seja, a sua força, direcção, especialmente a interacção dos vários componentes participantes varia em função do estádio de desenvolvimento dos dentes.

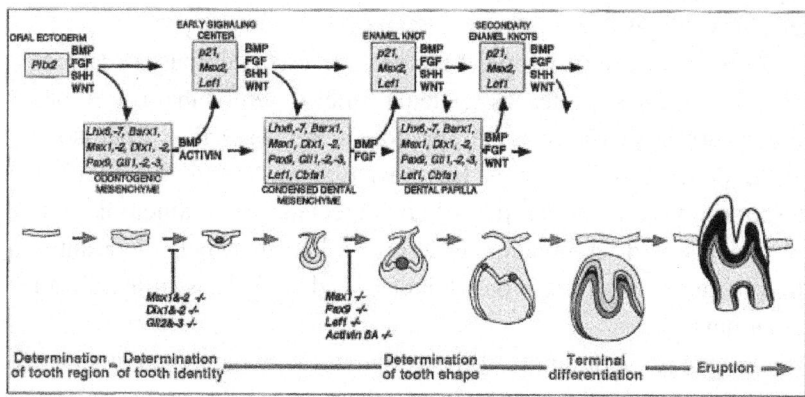

Fig. 15. *Representação esquemática dos sinais e factores de transcrição que medeiam a sinalização recíproca entre epitélio e mesênquima durante o avanço do desenvolvimento dentário. As cascatas moleculares são mostradas acima e as correspondentes fases morfológicas abaixo. Os factores de transcrição e os sinais considerados importantes para determinadas fases de desenvolvimento são indicados nos quadrados e acima das setas, respectivamente. Note como as mesmas vias de sinalização são usadas reiteradamente durante o avanço do desenvolvimento dentário e como o desenvolvimento dentário se detém nas experiências com ratos knockout para o centro de sinalização precoce ou para o estágio de nó de esmalte. Amarelo, epitélio do dente; vermelho, nós de esmalte; azul, mesênquima do dente (Jernvall J., Thesleff I. 2000)*

A organogénese é um processo complexo, que se baseia numa comunicação intercelular complexa (Saxen 1977, Wessells 1977). Os avanços na biologia molecular e genética das últimas décadas lançaram luz sobre muitas questões de formação, a organização do tecido embrionário, maior diferenciação e proliferação de elementos celulares. Em particular, identificou a natureza e as características dos factores genéticos que controlam e regulam a interacção entre as células ectodérmicas (epiteliais) e mesenquimais na formação do germe dentário. Além disso, alguns autores consideram (Maas R. 1997), que é um fenómeno de desenvolvimento e erupção dentária é um modelo muito atractivo para o estudo dos mecanismos genéticos de indução de interacção intersticial. No entanto, e com justiça, é de notar que a maioria desses estudos realizados em ratos experimentais, que são um objecto bastante adequado para o estudo da morfogénese dos dentes (excepto pelo facto de os incisivos crescerem continuamente, estes animais).

A matriz extracelular não fornece apenas o tecido em estado físico, mas é essencial para o desenvolvimento do tecido e para a homeostase do mesmo. Durante o período de desenvolvimento dos dentes a estrutura e função da matriz extracelular estão a mudar de forma dinâmica. Nas fases iniciais do desenvolvimento dentário, as camadas de células epiteliais e mesenquimais são separadas por uma membrana basal, em ambos os lados da qual se formam tecidos diferenciados - esmalte e dentina. A matriz dos genes da dentina e do esmalte agrupa-se em duas regiões fechadas do quarto cromossoma humano, com excepção de um gene que codifica a amelogenina, que está localizado no cromossoma sexual. Genes da proteína matriz do esmalte e da dentina derivados do gene ancestral comum, mas como resultado da evolução ocorrem divergências entre eles, dependendo das suas funções específicas. Estes genes das proteínas matriciais desempenham um papel importante na adesão, diferenciação e polarização celular, bem como nesta mineralização dos tecidos duros dentários (Yoshizaki K., Yamada Y. 2013).

Nas primeiras fases da formação do germe dentário, um papel importante e essencial são os genes da classe Msx homeobox (homeobox - sequência específica de ADN nos genes que codificam os factores de transcrição). O papel destes genes consiste em regular a interacção indutiva entre o epitélio e o mesênquima no germe dentário. Estudos experimentais mostraram que quando a deficiência genética Msx-1 em ratos observava um retardamento do molar de botões e o gene Msx-2 deficitário - retardava a formação de tubérculos, raízes dentárias e diferenciação do órgão do esmalte (Maas R. 1997). No caso de deficiência em ambos os genes - a suspensão de uma placa dentária. O autor conclui que, aparentemente, estes genes controlam os sinais indutivos de transmissão inversa entre o epitélio e o mesênquima nas fases iniciais de desenvolvimento de um germe dentário. No dente em desenvolvimento, Msx activa a expressão de Bmp-4, que é necessária para fornecer uma fase inicial de organogénese (Jia S., et al., 2016).

Os genes Hox controlam e definem a identidade do grupo e a localização dos dentes, e uma família de genes Msx desempenha um papel mais significativo no processo de marcador de livros e no desenvolvimento dos dentes. Assim, verificou-se que o processo de formação e iniciativa de transferência do dente de um tecido para outro (do epitélio para o mesênquima e vice-versa) coincide com a expressão do gene no tecido apropriado (Maas R., Bei M. 1997). Além disso, estes genes desempenham um importante papel de supervisão das interacções epiteliais e mesenquimais (Ros M., et al. 1992, Brown I., et al. 1993), e do processo de acumulação de células mesenquimais e da proximidade da formação do botão epitelial da papila dentária (Maas R. , et al. 1996). Muitos investigadores notaram uma violação significativa do desenvolvimento e mineralização do tecido duro dos dentes, a formação das características anatómicas dos diferentes dentes (colisões, etc.) em animais experimentais deficientes em Msx (van Genderen C., et al. 1994, Matzuk M., et al. 1995). Também se acredita que os genes determinam a expressão de Msx da proteína morfogenética óssea, em particular, Bmp4 (Bei M., et al. 1996), e são uma espécie de "amplificador molecular" para a rápida propagação do sinal indutor de Bmp por todo o mesênquima (Maas R., Bei M. 1997). Dada a importância das principais vias de sinalização, Y. Zhang et al. (2000) investigaram as interacções entre as moléculas dos referidos sinais durante a interacção indutiva entre os tecidos em condições de deficiência Msx. Como se verificou, os ratos com deficiência de Msx são observados na actividade de inibição do tecido epitelial Bmp4 que resulta na supressão significativa de factores como o Bmp2 e o Shh. Resultados quase semelhantes foram obtidos em estudos recentes X. Feng et al. (2013).

Estudou também o papel da supervisão e regulação de outros genes (Dlx, Pax, p51 / p63, SP6, e outros.) na morfogénese dos dentes (Matsuura T., et al., 2012, Muto T., et al., 2012; Minaříková M., et al. 2015; Tomazelli K., et al. 2015; Zhang Z., et al. 2015; Kawasaki K., et al. 2015, 2016). Em particular, verificou-se (Camilleri S., McDonald F. 2006) que Runx2 (a proteína é um regulador chave dos factores de transcrição e diferenciação dos osteoblastos codificados do gene Runx2) desempenha um papel essencial não só na proliferação, diferenciação e gestão dos osteoblastos foliculares dentários, mas também nos processos de mineralização óssea e na sua remodelação durante a dentição. Além disso, como foi demonstrado na investigação H. Ryoo e X. Wang (2006), a falta deste factor conduz não só à displasia dos ossos do crânio mas também ao atraso na formação do germe dentário na fase de gema, o que, segundo os autores, devido à violação da interacção de alarme entre o epitélio e o mesênquima. De acordo com T. Komori (2008), a regulação hormonal (estrogénio e hormona paratiróide) da osteogénese óssea periodontal está também ligada à exacerbação da expressão de Runx2. Esta proteína encontra-se nos núcleos dos pré-odontoblastos, odontoblastos e células mesenquimais imaturas do folículo pericoronário (Miyazaki T., et al. 2008), com base no qual se acredita que a proteína regula a diferenciação dos odontoblastos e o processo posterior de dentinogénese. Também se verificou (Andreeva V., et al. 2012) que o factor de transcrição Runx2 desempenha a sua função de diferenciação celular através do gene Rb1 de ligação, e também devido à interacção com FHL2 (Du J., et al., 2016). A violação da interacção de Runx2 com microRNA, que ocorreu como resultado da mutação de Runx2, leva a alterações significativas nos mecanismos regulatórios de diferenciação das células foliculares dentárias (Chen P., et al. 2014). Por outro lado, Y. Togo et al. (2016), com base em estudos experimentais, justificam a opinião de que o RUNX2 inibe as vias de sinalização Bmp e Wnt, travando assim, directa ou indirectamente, a diferenciação e proliferação de células epiteliais.

Sobre um estudo muito interessante relatado por K. Kyrylkova et al. (2012). No estudo BCL11B effect on epithelial proliferation and the overall development of continuously growing incisors mouse, os autores descobriram que o fator de transcrição é uma ação bidirecional: por um lado, estimula a proliferação de células epiteliais na superfície do corte vestibular (onde há um crescimento contínuo de tecido), e vice-versa, na superfície lingual do mesmo fator tem um efeito esmagador sobre os processos de proliferação de células epiteliais.

Syndecans - um produto do gene humano SDC4. Proteína de membrana, um proteoglicano da família Syndecan, os syndecans mediam a ligação das células em sinalização celular e organização citoesquelética e fornecem o citoesqueleto de comunicação com a matriz extracelular. Este fator é encontrado principalmente nas células ectodérmicas na fase inicial de formação de um sino epitelial e em células mesenquimais adjacentes ao órgão do esmalte (Yan Z., et al. 2014), porém, este fator é importante no processo de amelogênese.

Factor Pitx2 - pertence à família das proteínas homeobox e do gene codificado Pitx2. A proteína actua como factor de transcrição e regula a acção da prolactina. O factor tem estado activamente envolvido no processo de diferenciação das células dos tecidos epiteliais e mesenquimais do rebento dentário (Cao H., et al. 2013, Sharp T., et al. 2014). Assim, também estabelecido (Zhang Z., et al. 2013), que implementam as funções de factor indutor de diferenciação celular que interage com outro factor de transcrição - LHX6.

Factor NFIC - a proteína codificada por este gene e pertencente à família das CTF / NF-I. Estas proteínas de ligação ao ADN dimérico que funcionam na transcrição celular. Na deficiência deste factor no animal experimental (rato) observa-se um desenvolvimento radicular anormal e uma deformação das coroas dentárias, que se devem principalmente a uma violação da diferenciação dos odontoblastos (Chen X., et al. 2014; Wang J., Feng J. 2017).

Factor Dpysl4 - uma proteína codificada pelo gene Dpysl4, que é o regulador dos neurónios hipocampus. O factor germinal dentário regula a proliferação e diferenciação da polarização das células epiteliais (Yasukawa M., et al. 2013). A deficiência deste factor tem sido um acentuado declínio na produção e secreção de ameloblastos de matriz de esmalte.

Factor Nell-1 - uma proteína codificada pelo gene Nell-1, é um regulador de crescimento e diferenciação do número de células osteoblásticas. Estudos recentes mostraram (Tang R., et al. 2013) que esta proteína se encontra em todas as camadas do órgão do esmalte (incluindo o epitélio de Hertwig) e no mesênquima subjacente, mas está completamente ausente no esmalte maduro. Os autores sugerem que este factor exerce a sua actividade na diferenciação de odontoblastos e ameloblastos na síntese da matriz extracelular e sua mineralização e, consequentemente, na morfogénese de uma coroa e raiz dentária.

Factor RhoA - RHOA codificado com proteínas, envolvido na regulação da dinâmica citoesquelética, transcrição, ciclo celular e transformação celular. Estabelece (Xue H., et al. 2013) que as principais alterações citoesqueléticas que ocorrem quando uma transição ameloblastra a secreção em etapas está a ocorrer sob a acção da referida proteína.

Factor NUMB - uma proteína multifuncional que regula a auto-renovação e a diferenciação de certas células precursoras. Além disso, esta proteína controla a divisão celular assimétrica, endocitose, aderência celular, migração e outras funções celulares (Gulino A., et al. 2010). Relativamente a este factor participa nos processos de desenvolvimento dentário estabelecidos pela imunohistoquímica (Li H., et al. 2013), a sua presença nas células estaminais da polpa dentária e nos pré-ameloblastos. Os autores sugerem que este factor preserva o fenótipo progenitor ameloblastos suprimidos da expressão do mRNA do Shh.

Factor FAM20C - a proteína codificada pelo gene FAM20C. No estudo experimental de ratos de laboratório com deficiência deste factor é estabelecido (Wang X., et al. 2012), que está a desenvolver dentes pequenos e deformados, com um desbaste significativo das camadas de dentina e cimento que estão associadas a distúrbios profundos de mineralização dos tecidos duros dentários.

Factor CCN - esta proteína e o seu gene codificador (CCN) identificado relativamente recentemente, mas a sua função ainda não é clara. Numa experiência com ratos revelou (Kanyama M., et al. 2013) que a expressão desta proteína depende de factores derivados da interacção sinal-mesquitelial-mesquitemática é a regulação espaço-temporal da proliferação celular e estimula o germe dentário. Assume-se também (Shimo T., et al., 2015) que este factor é sintetizado pelo epitélio interno do esmalte e actua como um factor autocrítico que regula a diferenciação e proliferação das células epiteliais.

O principal factor regulador que determina o "destino" das células epiteliais do órgão do esmalte é reconhecido como um coactivador transcripcional med1 (Yoshizaki K., et al. 2014). Tais proteínas em associação com ativadores melhoram a transcrição do DNA (síntese do RNA usando o DNA como modelo) do gene. H. Cao et al. (2010) argumentam que todos os processos de desenvolvimento dentário são estritamente controlados pela acção dos microRNAs (regulador do gene funcional). Além disso, alguns estudos mostraram que muitos genes codificadores de proteínas controlados por miRNAs (Lewis B., et al. 2005, Wienholds F.., Plasterk R. 2005).

Vários compostos orgânicos de diferentes formas exercem a sua actividade não só em diferentes secções de um germe dentário, mas também em várias fases da sua formação e desenvolvimento. Assim, por exemplo, uma proteína transmembrana Itm2a definida na camada interna do órgão do esmalte, e apenas após a formação da matriz do esmalte, o que levou alguns autores a sugerir que esta proteína pode desempenhar um papel no processo de diferenciação celular (Kihara M., et al. 2014). Outra estrutura proteica - a proteína transmembrana Perp, localizada principalmente na placa dentária e que apresenta uma responsabilidade significativa nos processos de apoptose e proliferação de células reticuladas esteladas (Neupane S., et al. 2014). Alguns investigadores também reviram e discutiram em processos de regulação genética como o funcionamento da bomba de sódio (Na (+) / K (+) - ATPase) na fase de maturação ameloblastos (Wen X., et al 2014), bem como o transporte de iões no desenvolvimento do dente, em particular no processo de amelogénese (Bronckers A. 2017).

Numerosos estudos têm-se centrado no estudo e compreensão dos processos que ocorrem em diferentes fases do desenvolvimento dentário. No entanto, temos de admitir que até agora não temos conhecimento suficiente sobre como o controlo diário dos processos, que se formam como resultado de uma variedade de formas dentárias, adaptadas às várias funções (Zheng L., et al. 2014). Evidências recentes sugerem que uma família de genes que controlam a função circadiana do corpo (genes do relógio) regulam os processos de formação do tecido dentário mineralizado. Por exemplo, a formação do esmalte sofre sinais rítmicos moleculares em períodos relativamente curtos (24 hrs.), que controlam a secreção e maturação da matriz do esmalte. Portanto, a expressão dos genes correspondentes e o estado funcional dos ameloblastos estão também sujeitos a essa modulação. Em particular, o estudo da potencial ligação entre os ritmos circadianos e a amelogénese realizado pelos mesmos autores (Zheng L., et al. 2013; Nirvani M., et al. 2017) mostrou que este processo é regulado pelos genes horários Bmal1, Clock, Per1 e Per2, cujas alterações de expressão podem levar a violações significativas na aposição e mineralização do esmalte. Anteriormente, no estudo da sincronização circadiana dos processos fisiológicos e metabólicos no germe dentário, os mesmos autores encontraram (Zeng L., et al. 2011) a presença dos genes do relógio acima mencionados no sino epitelial e no mesênquima da papila dentária, mas a frequência da sua expressão está em constante mudança. Por sua vez, R. Lacruz et al. (2012), com base no conhecido quadro histológico do esmalte dentário, no qual os sinais da formação gradual do esmalte estão claramente definidos - os sulcos do esmalte também examinaram e identificaram a expressão dos factores de transcrição circadianos - PER2 e BMAL1, que mais uma vez confirmam a regulação circadiana do desenvolvimento do esmalte. Por investigações de M. Athanassiou-Papaefthymiou et al. (2011) confirmaram também a tese de que a actividade principal dos ameloblastos (secreção proteica e mineralização do esmalte) é regulada por ritmos circadianos. No estudo dos factores de transcrição (Dlx3 e Runx2) e dos genes do relógio, os autores encontraram uma associação entre os ritmos circadianos e o processo de diferenciação dos ameloblastos. Sugere-se também que os receptores de melatinina desempenham um papel na questão dos ritmos circadianos de formação do esmalte (Tao J., et al., 2016).

Recentemente, têm surgido relatórios científicos que realçam o valor dos chamados modificadores epigenéticos nos processos de interacção epitelial-mesquimal, desenvolvimento e erupção dos dentes. Assim, em condições experimentais, foi estudado o efeito do G9a na via de sinalização da interacção acima referida (Kamiunten T., et. al., 2017), em resultado do qual se verificaram sinais de diminuição da actividade proliferativa das células epiteliais e mesenquimais, uma diminuição da expressão dos genes associados ao desenvolvimento dentário.

1.7. *Estrutura da membrana do esmalte na dinâmica de desenvolvimento dos dentes*

A singularidade do esmalte dentário (incluindo o órgão do esmalte) é, em primeiro lugar, o seu isolamento do tecido biológico circundante através das estruturas da membrana durante o ciclo de desenvolvimento e o funcionamento da erupção dentária. Estas membranas fornecem e regulam todo o volume das interacções funcionais do esmalte com os tecidos circundantes e o ambiente da cavidade oral.

A partir destas posições é muito interessante o estudo das características estruturais e funcionais das membranas do esmalte em diferentes períodos de organogénese do dente e do seu posterior funcionamento.

No período inicial da formação do germe dentário, ocorre a invaginação do epitélio oral para o mesênquima subjacente, juntamente com a membrana basal intersticial de depressão e, mais tarde, como resultado da reabsorção do órgão epitelial cervical, este último é uma ilha no mesênquima, rodeado por uma membrana basal.

Estudos da membrana basal, com áreas ectodérmicas vizinhas directamente nas primeiras fases de desenvolvimento dentário relacionadas com a interacção do órgão do esmalte - membrana basal - papila dentária antes do período de diferenciação das células dos botões dentários. Em particular, verificou-se que mesmo antes da deposição das primeiras camadas da matriz orgânica da dentina, junto à membrana basal, a síntese de tuftelina (esmalina) são células pré-ameloblásticas observadas (Zeichner-David M. et al. 1997), que os autores atribuem ao serviço de alguma outra função destas proteínas que não a estimulação da maturação do esmalte primário (mineralização). Segundo T.Sawada, A. Nanci (1995) as proteínas do esmalte são secretadas numa fase muito precoce da odontogénese, mesmo antes da formação da dentina do manto, para que possam participar nas interacções epiteliais-mesqueléticas durante o desenvolvimento dentário. Estas proteínas de esmalte precoces associadas a elementos da membrana basal e localizadas entre os odontolastos diferenciadores e os ameloblastos (Fig. 16). Os autores concluem que estas proteínas do esmalte em si ou em sinergia com outras proteínas desempenham um papel na formação e diferenciação das células e tecidos no campo durante o desenvolvimento dentário precoce. Observação experimental de uma transição qualitativa do composto epitelial-mesquelimal para o composto esmalte-dentina em incisivos embrionários de ratos, J.Meyer et al. (1999) salientam que os eventos sucessivos ocorrem, caracterizados pela deposição precoce no campo dos grânulos orgânicos densos em electrões. Além disso, os primeiros fragmentos de cristais de esmalte são formados perto de aglomerados desses grânulos. De acordo com J. Dos Santos Neves et al. (2012), a membrana basal é uma estrutura dinâmica que se reorganizou durante a maturação do esmalte. Tal afirmação, inclusive com base no estudo da distribuição da proteína associada ao ameloblasto e amelotina nesta membrana.

A fase de diferenciação dos elementos celulares germinativos dentários observada (Sawada T. et al. 1990), a formação das invaginações superficiais e profundas da membrana citoplasmática de ameloblastos diferenciadores na lâmina basal e pequenos processos citoplasmáticos destas células penetram na referida membrana. Assim, os sistemas de absorção de ameloblastos removem o colagénio (tipo 4) da membrana basal, tal como libertam espaço para a penetração.

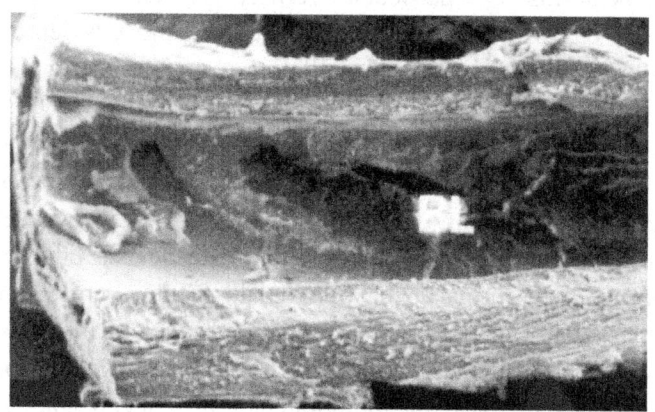

Fig. 16. Germes de dentes SEM em fase de sino (Nanci A., Zalzal S., Smith C. 1987). A membrana do porão (BL) está ligada com os ameloblastos de maturação.

Por outro lado, estes autores descobriram (Sawada T., Inoue S. 1999), que a partir dos apêndices celulares da papila dentária penetram na membrana do porão e a superfície destes processos está em estreito contacto com esta estrutura microfibrilha paralela. A distância entre estas entidades dentro da membrana da cave é de cerca de 1,5 - 3,0 nm, que é preenchida principalmente com fibronectina. A penetração dos odontoblastos na membrana basal durante o desenvolvimento dentário mostra também alguns elementos de detecção intracelular imunofluorescentes (tubulina, vimentina, actina) nesta região (Sigal M. et al. 1985). O estudo da cittodiferenciação das células do epitélio do esmalte interno e tecido conjuntivo vizinho em macacos (Skobe Z. et al. 1981) revelou que no decurso da diferenciação ocorre um alongamento dos pré-ameloblastos de 15 a 45 micrómetros e um aumento das suas organelas (mitocôndrias e retículo endoplasmático). Há também um estreitamento dos espaços intercelulares entre os pré-ameloblastos e a membrana basal que se transforma em fibras enroladas e afins. O processo de penetração dos odontoblastos na membrana basal e as fibras de colagénio na base da membrana são seladas e a condensação dos pré-odontoblastos segue-se imediatamente à síntese predentina.

Por sua vez, a própria membrana da cave proporciona interoperabilidade, tanto no interior como entre secções vizinhas de diferentes origens tecidulares. Em particular, verificou-se (Couwenhoven R., Snead M. 1994) que a membrana do porão fornece um efeito instrutivo sobre o epitélio do órgão do esmalte para iniciar a transcrição da amelogenina para a fase inicial da odontogénese. Além disso, argumenta-se que isto tem um efeito de natureza contínua e regula a aderência da amelogenina ao ADN pós-transcripcional. Entre os possíveis valores da membrana basal para os tecidos adjacentes observados (Karcher-Djuricic V. et al. 1978, Sawada T., Inoue T. 1998) reforçam e apoiam as funções de diferenciação de odontologia e ameloblastos, bem como a regulação deste processo (Fig. 17).

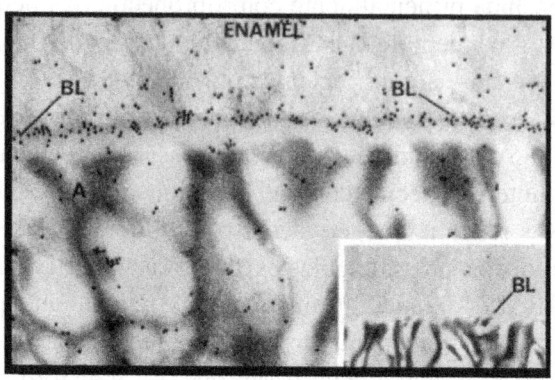

Fig. 17. *A região do esmalte com membrana de porão (Nanci A., Zalzal S., Smith C. 1987). BL - Membrana de porão.*

Nas fases iniciais da histogénese na membrana do porão encontram-se estruturas fibroreticulares altamente especializadas em microfibrilhadores ricos em placas e com uma espessura de 10 nm (Sawada T., Inoue T. 1999). Aparentemente, promove a fixação desta placa à membrana basal da papila dentária (nomeadamente os processos odontoblastos penetram nesta região). O exame microscópico electrónico da membrana basal na fase de maturação dos ameloblastos em macacos demonstrou (Sawada T., Inoue T. 2000), que se trata de uma placa transparente (lamina lucida) e espessa (lamina dura). Esta última assemelha-se à de uma cadeia de cordas que proporciona uma ligação robusta com os ameloblastos, inclusive por meio da sua própria mineralização parcial posterior (Fig. 18).

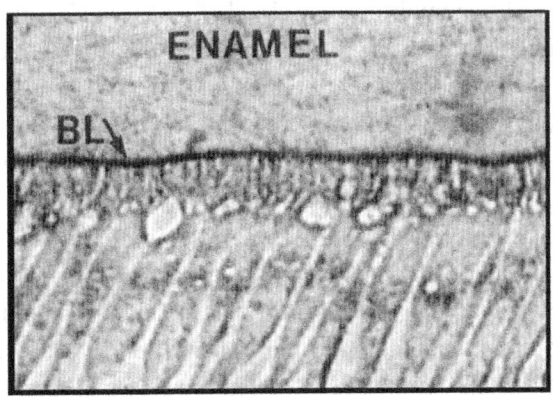

Fig. 18. *A membrana do porão na ligação esmalte-dentina ao topo da histogénese do palco (Nanci A., Zalzal S., Smith C. 1990).*

Nesta fase do desenvolvimento dentário (histogénese), num aumento acentuado da quantidade de sulfato heparano de membrana de porão (Kogaya Y. et al 1990), fibronectina (Sawada T., Nanci A. 1995), colagénio - 4 (Sawada T., Inoue T. 1998) e outros. Assume-se (Salmivirta K. et al. 1997), que uma lamina da membrana do porão é produzida por células epiteliais e mesenquimais e que a estrutura molecular da rede da lamina se altera durante o desenvolvimento dentário. Por outro lado, N.Yoshiba et al. (1998) argumentam que o processo de histogénese do tecido dentário, a lamina desempenha um papel de adesivo, facilitando as ligações entre as células e a matriz extracelular no esmalte e na dentina, e na membrana basal durante este período ele está ausente. Em uma experiência com ratos (Fukumoto S., et al. 2006), mostra que na deficiência de laminina (laminina alfa-5) na membrana basal dos animais se observa tecido epitelial de descontinuidade próximo à membrana basal. Os autores sugerem que a laminina desempenha um papel indispensável na proliferação e polarização destas células. Por autorradiografia, constatou-se que as glicoproteínas e os glicoaminoglicanos da membrana basal são derivados principalmente do epitélio do esmalte (Frank R. et al. 1979). Além disso, no processo de maturação do odontoblasto, elas acumulam-se na membrana basal - lado das células mesenquimais diferenciadas (Hurmerinta K. 1982, Jimenez-Farfan D., et al. 2005). Segundo M.Goldberg e D. Septier (1987), os proteoglicanos de membrana basal desempenham uma função de transporte e difusão de muitas substâncias. Por imuno-histoquímica, verificou-se uma reactividade do colagénio-4 nas células associadas à membrana basal e nas células endoteliais dos capilares mesenquimais da papila dentária (Laurie G. et al. 1980). Com base nos estudos experimentais afirma (Hurmerinta K. et al. 1986) que a fibronectina da membrana basal desempenha um papel importante na diferenciação das células mesenquimais em odontoblastos. Além disso, os autores constataram que a fibronectina da membrana basal do dente em desenvolvimento é produzida exclusivamente através da diferenciação das células da papila dentária. Para determinar a correlação entre a redistribuição da fibronectina e a secreção do primeiro esmalte, foram estudadas proteínas por imunocitoquímica (Sawada T., Nanci A. 1995) a distribuição espacial das duas proteínas na fase extracelular durante a fase pré-secretária da amelogénese em ratos. Ao mesmo tempo, no local dos ameloblastos, foi encontrada uma fraca coloração para a fibronectina e isto deveu-se principalmente à membrana basal da placa fibroreticular, separando e diferenciando os odonto- e ameloblastos. Com a formação da dentina do manto, aumenta o número de fibronectinas, particularmente na membrana basal. Nesta placa encontram-se também proteínas de esmalte que penetram até à dentina do manto. A imunoreactividade da fibronectina e das proteínas do esmalte também se encontra ao longo dos processos odontoblastos e dos corpos celulares. Estudo da presença e distribuição de proteínas da matriz do esmalte em vários períodos dos dentes encontrados (Casasco A. et al. 1995) que na fase pré-secretária de diferenciação dos ameloblastos estas proteínas não são detectadas, mas na fase secretora a sua presença é observada não só nas células epiteliais e na matriz extracelular mas também na membrana basal e mesmo na predentina (perto das membranas e processos citoplasmáticos). Os autores sugerem que estas proteínas contribuem para a função isolante da membrana basal e desempenham um papel importante na interacção epitelial-mesênquima durante a odontogénese.

O estudo da actividade da colagenase e a sua relação com a morfogénese e diferenciação das células na região estudada (Sahlberg C. et al. 1992) mostrou que a actividade desta enzima é gradualmente aumentada durante a maturação dos odontoblastos e dentinogénese, e consequentemente reduzida desde o início da mineralização da matriz orgânica da dentina. Desde o início da deposição da matriz predentina, nos odontoblastos a actividade da colagenase aumentou, o que levou à degradação da membrana basal (Kjoelby M. et al. 1994). Além disso, este processo ocorre independentemente da mineralização posterior da dentina. A degradação selectiva da membrana basal é totalmente ajustável pelas células mesenquimais da papila dentária (Brownell A., Slavkin H. 1980), resultando num contacto directo entre as células epiteliais e mesenquimais. Dado que a destruição da membrana basal ocorre durante a histogénese, os autores concluem que a necessidade da membrana basal é ditada pelos processos de citotodiferenciação.

É evidente que alterações qualitativas significativas na formação dos tecidos do dente também têm de levar a alterações correspondentes na membrana intersticial do porão para proporcionar interacção intersticial em novas condições. Contudo, é difícil concordar com o facto de, em algum ponto da odontogénese, poder ocorrer a exclusão completa da estrutura da membrana entre os tecidos epiteliais e mesenquimais, de modo a que as interacções intersticiais de implementação não sejam mediadas por uma estrutura de membrana. De acordo com R. Rosenberg e H. Schilder (1984), na odontogênese em pessoas, a membrana basal no epitélio interno do esmalte salva apenas a presença de vestígios, enquanto é bem observada na vizinhança do epitélio externo do esmalte. Além disso, o recém estabelecido (Orsini G. et al., 2001), que com o início da amelogénese (durante o aumento da actividade da colagenase por parte da papila dentária) o ameloblastos coloca uma placa basal entre o esmalte maduro e a superfície apical, que é rica em glicoconjugados e liberta uma função adesiva e filtrante, controlando o movimento das substâncias para dentro e para fora do esmalte (Nanci A. et al. 1987). Além disso, verificou-se que o cultivo do órgão do esmalte em ratos fetais em plasma coagulado levou à formação de uma membrana de porão sintética nos pontos de contacto, tanto no interior como no exterior do coágulo de plasma de epitélio do esmalte. Nanci A. et al. (1993), com base no estudo citoquímico da membrana basal do órgão do esmalte em incisivos de ratos, descobriram que a partir do início da amelogénese os ameloblastos transformam estruturalmente a membrana basal.

Assim, durante o desenvolvimento dentário os processos de ciodiferenciação, génese dos tecidos e interacção intersticial são em grande parte regidos pela membrana basal da junção ectodérmico-mesodérmica. No último período de odontogénese, a membrana basal sofre alterações estruturais significativas, adaptando-se assim a novas condições intersticiais para a função óptima de proporcionar uma barreira biológica intersticial. Infelizmente, a investigação sobre alterações estruturais das estruturas das membranas do esmalte durante a erupção dentária não se tem encontrado na literatura. Entretanto, resultados semelhantes permitiriam em muito construir a sequência estrutural dinâmica da formação da superfície do esmalte e das conchas internas da cavidade dentária (membrana de Neumann e Kelliker-Fleischmann) como sistemas isolantes do esmalte e proporcionando interacção intersticial após a erupção do dente e do corpo durante a vida.

2. ERUPÇÃO DOS DENTES

Erupção dentária - é um processo fisiológico complexo de promover o dente do espaço de desenvolvimento no osso maxilar para uma posição de contacto oclusal (Marks S. 1987, Gorsky J., Marks S. 1992, Suda N. 2012), ou seja, a transição de um dente do estado de "repouso" para a actividade funcional. O estudo da erupção do dente não é apenas de grande importância prática em termos de compreensão de processos patológicos como a dentição retardada e a retenção (Berkovitz B. 1990, Marks S. et al. 1995), o desenvolvimento de métodos de "cultivo" dos dentes (Bluteau G., et al. 2008, Talsi P., et al. 2013), mas também de certo significado biológico geral em termos da revelação da essência deste interessante e possivelmente único no seu tipo de processo fisiológico.

Como indicado por G. Wise (2009), para a erupção dentária é necessário, em primeiro lugar, a reabsorção óssea alveolar e a trajectória de erupção e, em segundo lugar, a implementação de processos biológicos complexos, proporcionando um dente formado na trajectória em movimento. Ao mesmo tempo, o autor chama a atenção para o facto da erupção dentária ser um fenómeno altamente localizado, como se este processo fosse universal e facilitador, mas muito diferente em termos cronológicos. Acreditamos que a visão da natureza localizada do processo de erupção dentária deve ser tratada com uma certa relatividade. Porque, como o demonstram numerosos estudos sobre este processo, a sua participação activa exige muitos mecanismos de controlo e regulação de todo o organismo, mas cujo efeito em cada caso se centrou num único dente.

I. Kjaer observa (2014), que, apesar de numerosos estudos, o processo de erupção e os seus mecanismos ainda estão por resolver.

2.1. A morfologia dos tecidos dentários e do seu ambiente no processo de dentição

Para uma compreensão completa do processo de dentição é necessário identificar a variedade de interacções tanto dentro do dente em desenvolvimento, como na sua relação com o ambiente (Kalyon P.T. et al. 1983). Tendo em conta a orientação específica do capítulo, iremos analisar apenas algumas das características das alterações morfológicas do dente e do tecido circundante durante a erupção.

Com base em estudos histológicos utilizando proline rotulado (Calyon P. et al. 1983) estudou a actividade biossintética amelo- e odontoblastos no período de crescimento e erupção dentária. Os resultados mostraram que uma elevada actividade funcional dos amelo- e odontoblastos proporciona a síntese de colagénio e a formação de tecidos duros dentários, tendo sido observada a maior actividade das células na zona da borda esmalte-dentina. Segundo S.Shibata et al. (1995), durante o processo de erupção ocorre uma perda de ameloblastos reduzidos e os seus resíduos criam uma ligação epitelial. Um estudo histológico comparativo do folículo pericoronário e do atraso na erupção dentária mostrou que esta formação tem uma estrutura diferente (Nespryadko V. 1986). Os dentes em erupção consistem essencialmente em fibra grosseira e tecido conjuntivo fibroso, entre os quais existe uma pluralidade de elementos celulares com núcleos aumentados de forma circular e grupos de células epiteliais e ilhotas cúbicas ou cilíndricas com núcleos circulares e ovais. Um saco dentário com dentes impactados por mais tempo, representado por um tecido de fibras grosseiras e menos elementos celulares. Realizou-se um estudo piloto em cães (Lozupone E., et al. 1985) para o estudo histológico de uma estrutura periodontal durante a erupção. Os autores identificaram três grupos estruturais: 1. a zona interna (adjacente ao folículo), que é uma camada de membrana rica em fibras de colagénio e fibroblastos; 2. a zona intermédia, os principais elementos estruturais são os vasos sanguíneos - os capilares e as veias; e 3. a zona externa, que é representada por uma camada contínua de osteoblastos e osteoclastos. Com a utilização de estudos com radioisótopos (Beertsen W., Hoeben K. 1987), os fibroblastos do ligamento periodontal da extremidade basal do dente estão a mover-se à velocidade da erupção dentária. Também foi estudada a dinâmica da distribuição e maturação das terminações nervosas periodontais no rato antes e durante a dentição (Nakakura-Ohshima K., et al. 1993). Verificou-se que as terminações nervosas características espúrias e prolongadas se manifestavam no momento da erupção da extremidade incisal e atingiram a maturidade após a erupção dos molares. Foram examinadas imunohistoquimicamente (Nagata E., et al. 1994) as fibras nervosas com a substância P na placa dentária. Verificou-se que a quantidade mínima é encontrada ao nascimento, ratos, e a sua quantidade é gradualmente aumentada até ao 7º dia, ou seja, no início de uma erupção dos primeiros dentes. Num outro estudo (Lozupone E., et al. 1985) foram estudadas as características estruturais do osso alveolar durante a erupção: em torno da raiz de um dente em erupção o trabéculo ósseo primário mineralizado sem malhas do que o osso cortical circundante. Os autores concluem que o substrato do osso alveolar é formado entre os últimos tecidos periodontais. Durante a erupção do dente, este desempenha um papel único como integrina alfa11beta1, que promove a reestruturação do colagénio e a criação de forças para o movimento axial do dente em erupção (Popova S., et al. 2007).

Durante o estudo da dentição óssea, as alterações são dedicadas a estudos histoquímicos e citológicos (Irie K., Ozawa H. 1990). Os autores observam um aumento do número e da actividade funcional dos osteoclastos na área da coroa em erupção dentária (reabsorção óssea e caminho de formação da erupção) e activação dos osteoblastos no pólo oposto do dente em erupção - na formação das raízes (formação óssea). Segundo S.Marks e D.Cahill (1987), estes processos (formação e reabsorção óssea) são componentes regulados das partes adjacentes do folículo pericoronário. A microscopia electrónica de transmissão da erupção do percurso ósseo mostrou a presença de um grande número de células mononucleares na vizinhança dos osteoclastos (Marks S., Cahill D. 1986). Os autores sugerem que o controlo da reabsorção do osso alveolar pelos folículos pode ser mediado por precursores osteoclastos mononucleares recém-formados e direccionados para a superfície óssea. Com base nos métodos citoquímicos, a análise da actividade da fosfatase ácida resistente aos tartaratos (TRAP) das células mononucleares (Marks S., Grolman M. 1987, Wise G., Fan W. 1989) assume que existe uma ligação entre as células mononucleares do desenvolvimento e os osteoclastos adjacentes. Através da microscopia SEM foi estudada uma morfologia cronológica da formação óssea na parte apical e a reabsorção óssea da parte da coroa em erupção (Wise G., et al. 2007). Com base no estudo os autores argumentam que a força motriz da erupção é provavelmente a formação de osso alveolar na base do dente em erupção.

Foram também estudadas as alterações ósseas dos maxilares durante a erupção intra-alveolar em cães (Pilipili C. et al. 1998). A microradiografia e a microscopia à luz fluorescente esclareceram as alterações na proximidade próxima da erupção dentária, que se caracteriza por uma redução do volume do osso à volta da coroa dentária. Além disso, o movimento oclusal da coroa deve ter um rápido preenchimento de "vazio" pelo plexo ósseo trabecular e tecido condróide. O exame histológico dos folículos dentários dos cães revelou a presença de células mononucleares com um rico citoplasma, núcleo eucromático e núcleos proeminentes, que se encontram nas zonas perivasculares dos folículos da coroa dentária (Marks S. et al. 1983). A quantidade destas células aumentou acentuadamente pouco antes e durante uma erupção, em paralelo com o aumento do número de osteoclastos no osso adjacente. Alterações celulares específicas no folículo pericoronário até à erupção dentária superior também observaram Wise G., et al. (1985). Observam a acumulação de células mononucleares (principalmente monócitos) na zona folicular próxima da reabsorção óssea subsequente. O folículo pericoronário contém uma variedade de proteínas cuja concentração muda durante a erupção (Marks S. 1995). Entre elas estão significativamente reduzidas as metaloproteínas e aumenta a quantidade de proteoglicanos. No âmbito da possível importância no período de desenvolvimento e erupção dentária, estudou-se também a distribuição da proteína de ligação ao ácido retinóico e ao retinol celular em diferentes tecidos do dente e no ambiente (Berkovitz B., Maden M. 1995). Estudou as alterações na matriz extracelular dos folículos dentários durante a dentição (Gorsky J., et al. 1988). Os autores observaram um aumento na quantidade de ADN, colagénio, proteoglicanos, alterações quantitativas da proporção em mais de 20 proteínas não colagénicas, etc. Todas estas alterações foram crescendo desde o início e durante a erupção do dente para promover um aumento das dimensões espaciais dos folículos 1,3 - 2,4 vezes. Verificou-se também que a dentição superior acompanha o início da actividade enzimática no folículo dentário, em particular, certas proteinases (Shroff B., et al. 1995). Foi também observado o aparecimento de pequenas infiltrações de células redondas no tecido conjuntivo gengival associadas a uma alteração da permeabilidade das paredes de pequenos vasos sanguíneos em contacto com uma camada externa de órgão do esmalte (Solovyev V., 1980, David P., et al. 1984) e outras. Estes infiltrados promovem a reabsorção das estruturas do tecido conjuntivo fibroso antes da erupção dentária e, após a erupção, desaparecem (Magnusson G. 1968). Estudos imuno-histoquímicos especiais (Kawahara I., Nakano Y. 1995) no ligamento periodontal estão continuamente a crescer incisivos em ratos que também encontraram células imunocompetentes dependentes de antigénios. A microscopia electrónica de varrimento do epitélio gengival de ratos (Mallet M., Lescoat D. 1984) mostrou que a erupção precede a descamação e o rasgamento das camadas superficiais do epitélio e a fixação epitelial durante a erupção alveolar extra produzida pelos ameloblastos.

Segundo G. Wise (2009), o necessário para processos de dentição de osteogénese e osteoclastogénese submetidos a controlo espacial e cronológico através da regulação da expressão de genes específicos do folículo pericoronário. Neste caso, relativamente a um papel insubstituível desempenhou o factor estimulante da osteoclastogénese (LCR), o factor de crescimento endotelial vascular (VEGF) e o

RANKL, enquanto para definir a importância da osteogénese Bmp. Além disso, a proteína SFRP-1, que se manifesta em certos períodos da região de desenvolvimento dentário e afecta negativamente o processo de osteoclastogénese, o efeito inibitório do Liu D., et al., 2012). No estudo da expressão cronológica Bmp-2 surgiu (Wise G., et al. 2007), que este fenómeno está estritamente correlacionado com o processo de formação óssea na zona radicular de um dente em erupção, o que, segundo os autores, evidencia directamente o significado da formação óssea como força motriz da erupção dentária. Por outro lado, no campo ósseo perienamelar de um dente em erupção, um reforço gradual da expressão do RANKL, no qual desempenham um papel importante o TNF-alfa, IL-1alfa e TGF-beta1 (Liu D., et al. 2005). Deste modo, um estudo bastante interessante foi conduzido por J. Heinrich et al. (2005), que se baseia no facto de a reabsorção óssea por perímetro oclusivo entrar em erupção dentária e um fenómeno conhecido envolvido neste processo CSF-1, RANKL e osteoprotegerina (OPG), estudou a actividade de certos factores no osso maxilar em ratos pós-natais numa ordem cronológica diferente. Os autores constataram que na referida porção tecidual uma actividade osteoclasta era máxima no 5º dia, que estava correlacionada com a expressão do CSF-1 e RANKL, na região radicular, tendo-se observado o aumento da expressão da OPG. No 8º dia de observação, com a supressão da osteoclastogénese observou-se uma expressão elevada de OPG na região oclusal e nos cortes basais do dente em erupção. Notando um papel inibitório da OPG na formação dos osteoclastos, G. Wise et al. (2000) observaram que um dos mecanismos para reduzir a expressão do gene da OPG é o efeito do factor de estimulação da colónia e da proteína relacionada com a hormona paratiróide. Estudado e estabelecido como um papel inegável do RANKL no processo de reabsorção dos tecidos duros das raízes dos dentes decíduos durante a erupção da dentição permanente (Bille M., et al. 2013). Segundo T. Oikawa et al. (2011), o factor de crescimento transformador (TGF-β1) desempenha também um papel especial na remodelação do ligamento periodontal durante a dentição. Por sua vez,

H. He et. al. (2016) notam que o significado deste factor é muito importante em todas as fases do desenvolvimento dentário. Muito interessantes também são os dados sobre (Kang J., et al. (2014) que os próprios osteoclastos expressam a expressão OPG, que pode desempenhar um papel auto-limitador na fase final da osteoclastogénese - ao induzir a apoptose.

O dente com o osso alveolar circundante funciona como uma única unidade. O crescimento do dente e do osso circundante são coordenados de forma a que as superfícies entre eles permaneçam sempre espaços não mineralizados. Acredita-se (Alfaqeeh S., et al. 2013), que este processo assegura a actividade funcional do factor RANKL (factor de necrose tumoral de citocinas da família das proteínas da membrana, é um factor chave de diferenciação e activação dos osteoclastos, as células que proporcionam a reabsorção óssea). No que respeita ao significado funcional do RANKL opinião semelhante é partilhada por alguns outros autores (Harada S., Takahashi N. 2011). Por outro lado, os estudos experimentais V. Bradaschia-Correa et al. (2013) constataram que o RANKL envolvido na diferenciação dos osteoclastos é questionável, mas é muito importante na activação destas células para formar um caminho de erupção.

Estudo de distribuição tecidual proapoptótica (Bax) e anti-apoptótica (Bcl-2) de proteínas encontradas no anlage dentário (Kalibović Govorko D., et al., 2010) que durante o desenvolvimento do dente alteram alternadamente a actividade proliferativa das células, aumentando assim a proliferação nas áreas observadas de alta expressão de Bcl-2, e nas áreas com predominância de morte celular - Bax.

O impacto de um sinal luminoso crónico em ratos experimentais exerce uma influência esmagadora no processo de dentição (Fontanetti P., et al. 2013). Os autores constataram que nestas condições há um espessamento da massa óssea e uma diminuição da actividade funcional dos osteoclastos.

Estudos clínicos sobre o estado das gengivas durante a dentição e a substituição dos dentes (Hayriye S., et al. 1987, Schneider H., Rother

R. 1989) com estimativas de índice da doença gengival mostraram que nos períodos indicados existe uma inflamação pronunciada das gengivas, que foram detectadas mesmo num período de tempo relativamente longo entre a perda do primário e a erupção dos dentes permanentes. Durante a dentição, foi também realizado o estudo radiográfico e a presença de patologias em crianças com pré-molares em erupção (Goodman-Topper E., Chosack A. 1989), que foram encontradas em 35,4% dos casos. Durante a erupção activa do dente que ocorreu expressaram alterações estruturais na lâmina própria da gengiva e remodelação da matriz extracelular, que promovem a formação de vias de penetração do dente através da mucosa (Cerri P., et al. 2010). Neste processo, um papel importante é desempenhado pelos mastócitos e pela classe das metaloproteinases de matriz - MMP-9. Estudos modernos dos mecanismos reguladores da dentição centrados principalmente no órgão do esmalte e no folículo dentário (Maltha J. 2014). Assim, na parte oclusal dos dentes em erupção são importantes macrófagos e metaloproteases matriciais, e na parte apical desses factores como factor de transcrição Runx2 e Bmp2.

Avaliar estes e outros estudos de alterações morfológicas, acompanhando o processo de dentição, embora se deva notar que, infelizmente, tais estudos são pequenos e que a iluminação de alguns aspectos deste problema está completamente ausente na literatura. Os estudos morfológicos da erupção dentária e dos tecidos circundantes devem ser combinados com o estudo das alterações morfológicas e funcionais dos sistemas do organismo que possam contribuir para alterações locais nos tecidos, que por sua vez conduzem à dentição.

2.2. Os mecanismos da erupção dentária

O estudo dos mecanismos da erupção dentária tem uma longa história. Este fenómeno tem sido objecto de especial atenção até Hipócrates, que é o chefe da "De dentitione" do seu livro de aforismos descreve em pormenor o processo de erupção e os sinais clínicos que o acompanham.

O progresso dentário para a boca começa pouco depois da conclusão do processo principal de histogénese dos tecidos dentários e do início da formação da raiz (Falin L. 1963). Na fase de erupção intra-alveolar do dente ocorrem dois processos mutuamente principais: a reabsorção dos tecidos sobre a coroa em erupção e o próprio dente para promover a acção de certas forças e mecanismos. A velocidade máxima da erupção é atingida no momento da perfuração da mucosa e da penetração do dente na boca. O processo abranda então gradualmente e, ao atingir o plano oclusal do dente, este fica suspenso. No entanto, isto não significa o fim de uma erupção total. Mesmo em 1938, B. Gottlieb e B. Orban formularam a hipótese de "dentição contínua", segundo a qual as extremidades da chamada "erupção activa" da etapa acima referida, depois há "erupção passiva" dos dentes durante toda a sua vida, que é acompanhada por uma separação gradual da fixação epitelial da superfície dentária e das raízes expostas. Segundo os autores, erupção passiva - um mecanismo compensatório do corpo em relação à erupção dentária. Em fontes científicas, pode-se encontrar uma opinião segundo a qual, embora a erupção activa e passiva tenham muitas semelhanças, diferem umas das outras de forma etiológica, filogenética e patogénica (Ahmad I. 2017).

Actualmente considera-se (Lavelle C. 1988, Kerr N., Ringrose T. 1998) que, desde a conclusão da erupção activa até aos 11-16 anos de idade, fase operacional de relativa calma (equilíbrio oclusal juvenil), se inicia então a segunda fase da erupção activa, que é definida como "erupção oclusal da maturidade sexual". A presença desta fase deve-se ao crescimento de tecidos de uma zona maxilofacial com a relação de compensação da altura da face. A fase termina aos 18 anos de idade. No entanto, após a erupção do processo não é completamente interrompida, e a fase de "equilíbrio oclusal maduro" que continua ao longo da vida.

Assume-se que nas várias fases da erupção os responsáveis pela formação de forças para promover o dente são os vários elementos do ambiente dentário (Moxham B., Berkovitz B. 1988).

Para mecanismos de estudo de mecanismos de erupção comummente utilizados na investigação clínica, histológica e radio-autográfica (Lavelle C. 1988). Numerosos estudos foram considerados como fonte de resistência para a erupção dos tecidos circundantes do dente ou do próprio dente. Em particular, supõe-se que a pressão da erupção dentária ocorre na papila do germe dentário durante o período de diferenciação celular. Esta pressão pode também ser devida pela pressão vascular da polpa, de acordo com a teoria de P. Sutton e H. Graze (1985). Estes autores sugerem que, como resultado do fluxo sanguíneo nos vasos sanguíneos, a polpa tem forças hidrodinâmicas e hidrostáticas dirigidas paralelamente ao eixo longitudinal do esmalte dentário, promovendo assim o dente. Verifica-se que a pressão da polpa é de 9 mm Hg, sendo suficiente para proporcionar uma erupção de resistência. Um interessante estudo realizado por A. Shimada et al. (2004), que foi medido experimentalmente em ratos com movimento axial simultâneo do incisivo mandibular, fluxo sanguíneo regional na base do dente e pressão arterial sistémica sob a influência de drogas vasoativas (angiotensina). Os resultados mostraram que a angiotensina causa um aumento da pressão arterial com uma diminuição simultânea do fluxo sanguíneo regional e retarda o processo de erupção. Os autores concluem que a pressão vascular regional dentro do ambiente de erupção dentária é essencial neste processo. J. Fry et al. (2004), com base em estudos experimentais, sugerem que os ciclos de dentição rápida e lenta reflectem ritmos fisiológicos que estão possivelmente associados ao fluxo sanguíneo no ligamento periodontal. O significado do fluxo sanguíneo do ligamento periodontal para a erupção dentária mostra também estudos de outros autores (Proffit W., Frazier-Bowers S. 2009). O facto de as alterações vasculares poderem afectar o processo de dentição é também indicado por C. Cheek et al. (2002), que estabelecem o ritmo de alteração da erupção sob a acção de vasodilatadores e vasoconstritores.

De acordo com J. Maltha (1990), o movimento dentário oclusal é possivelmente regulado pelo aumento local da pressão do fluido tecidual da região apical. A experiência estudada (Chiba M.,

Yamaguchi S. 1998) promove condições dentárias em ratos quando lhes é administrada adrenalina. Os autores argumentam que a tensão arterial sistémica e os vasos sanguíneos do alvéolo desempenham um papel importante na determinação da promoção e da posição dentária.

J. Brash (1928) sugeriu que a erupção dentária é devida à pressão das paredes do alvéolo como resultado da deposição do osso alveolar.

Apoiadores da teoria do crescimento radicular de J. Hunter (1778) baseada na coincidência do tempo de formação da raiz até ao início da erupção do dente, e da erupção do mecanismo associado à reabsorção da parte pericoronária do osso alveolar sob pressão, formada pela raiz em crescimento. No entanto, existem casos de retenção de dentes com raízes totalmente formadas e, pelo contrário, por vezes a dentição e a sua obtenção de tempo de contacto oclusal precede a formação de raízes (Lavelle C. 1988). Além disso, durante a fase de erupção, é estudada uma radiografia intra-óssea e histologicamente os molares permanentes de crescimento radicular (Dean M. 2007). Ao mesmo tempo, o autor encontrou algumas discrepâncias cronológicas entre o grau de crescimento radicular e o ritmo da erupção.

Assume-se também (Scott J. 1948), que um papel importante na regulação do movimento do dente em erupção desempenha um ligamento gubernacular, esticado desde os folículos do dente até à mucosa oral.

Actualmente, mais confirmações têm a hipótese de que, como fonte de força para a dentição, se consideram os elementos do ligamento periodontal. A análise especial por computador do processo de erupção (Katona T. et al 1987) mostrou que a erupção contribui com estruturas elásticas que se deformam ritmicamente sob a influência da carga oclusal funcional: pressão variável gradiente, formada na mandíbula durante a sua deformação; tensão consistente das fibras do ligamento periodontal, quando os alvéolos do dente estão distorcidos numa mandíbula deformada. As forças de erupção também podem ocorrer como resultado da contratilidade ou actividade locomotora dos fibroblastos do ligamento periodontal (Ness A. 1967). Para estudar o possível papel dos fibroblastos dos ligamentos periodontais no fornecimento da força principal para a dentição (Bellows C., et al. 1983), foi criado um modelo que consiste em células da malha de colagénio com fibroblastos periodontais, que era a raiz desmineralizada. Com a redução da raiz da grelha, com base na qual os autores concluem que a capacidade dos fibroblastos periodontais em criar as forças de erupção. Uma opinião semelhante é partilhada por alguns autores (Thomas N. 1965, Taverne A., et al. 1986, Topham R. et al. 1987, Taverne A. 1993), que se baseiam em estudos experimentais argumentam que as fibras colagénicas do ligamento periodontal apresentam duas características: resistência à transferência de forças e erupção dentária. No entanto, é difícil comparar o modelo in vitro, em que os bordos de cultura de tecidos ligados à malha metálica, com as condições naturais. Além disso, estudos têm demonstrado (Cahill D., Marks S. 1982), que durante a erupção e alongamento radicular as fibras do ligamento periodontal não estão ligadas ao osso alveolar, não atingindo a sua orientação final em relação ao eixo longitudinal do dente, mesmo durante a última fase da erupção. Por sua vez, Marks S. et al. (1995) demonstraram experimentalmente que o metabolismo do colagénio não desempenha um papel significativo na dentição. H. Shiyan et al. (2016) notam que embora a versão universal tenha recebido a mesma opinião de que a erupção dentária é proporcionada pela formação simultânea da raiz dentária e do ligamento periodontal, os verdadeiros mecanismos da erupção ainda não foram elucidados.

A fase actual do estudo questiona a fase inicial pode ser descrita como uma transição fundamental dos julgamentos teóricos para um exame detalhado do problema celular e molecular investigado.

Muitos estudos são dedicados ao estudo do impacto de vários estimulantes naturais e artificiais no processo de erupção e sua velocidade. G. Milhaud et al. (1983) por administração subcutânea de diclorometileno a ratos recebidos previne a dentição, o crescimento e os sinais de doença anã em declínio, bem como a redução do peso do timo e da actividade das células T do timo e do baço. O aumento da taxa de erupção foi observado em ratos administrados tiroxina ou hidrocortisona (Moxham B., Berkovitz B. 1983, Alm J. et al. 1988), cortisona (Tse M. et al. 1988, Teng C. et al. 1989). Experimentalmente observaram-se ratos hemidecorticados que mostraram um declínio significativo na dentição e a sua recuperação parcial após a introdução da hormona estimulante da tiróide animal. E. Barberia-Leache et al. (1988) observaram o atraso da dentição (o tempo e o momento) em crianças com deficiência da hormona de crescimento. Resultados semelhantes foram também M. Chiba, S. Ohshima (1985), quando administrado a ratos com raízes de incisivos ressecados com hidrocortisona e retarda a erupção quando administrado colchicina e ciclofosfamida (Burn-Murdoch R. 1988). Foi também estabelecido (Mazhuga P. et al. 1987), que a hormona paratiróide melhora o processo de reabsorção local do osso ao longo do rebordo alveolar e não afecta o crescimento dos dentes e a actividade funcional da polpa e das células reprodutivas, e a hidrocortisona inibe a síntese de proteínas e glicoproteínas que reduz o número de células proliferantes, amplifica a sua diferenciação, retardando assim a formação de um dente e o crescimento radicular. S. Yao et al. (2007), notando que a erupção do dente - é um fenómeno local, que é regulado pela reabsorção e formação óssea, sob a acção de certas moléculas, incluindo importantes proteínas relacionadas com a hormona paratiróide (PTHrP). Os autores indicam que a substância é produzida por retículo estrelado e, com base nas suas próprias investigações, argumentam que afecta significativamente o factor de crescimento endotelial vascular - VEGF (estimula a osteoclastogénese) e a proteína-2 morfogenética óssea - BMP-2 (estimula o crescimento ósseo). Verificou-se também que a apoptose epitelial reduzida do esmalte leva à diminuição da actividade osteoclastogénica e ao correspondente processo de desaceleração da reabsorção óssea (Park S., et al., 2013).

Syndecans - um proteoglicano de sulfato de heparano em superfícies celulares, que modula a acção dos factores de crescimento e dos componentes da matriz extracelular. Portanto, estas substâncias podem desempenhar um papel importante no desenvolvimento dos dentes (Shibata S., et al. 2007). A expressão imunohistoquímica do syndecan foi estudada nos molares foliculares dentários da experiência. Durante o período de desenvolvimento e erupção dentária marcou a presença da substância encontrada no folículo pericoronário e na polpa circundante rodeada pela casca de Hertwig. Após a erupção da quantidade de syndecan diminuiu gradualmente, e no 21º dia - completamente ausente. Os autores sugerem que estas substâncias são importantes em termos de regulação da migração celular.

A proteína da matriz extracelular - periostina (factor-2 específico do osteoblasto) é definida no periósteo e no ligamento periodontal. Esta proteína desempenha um papel importante na reconstrução do ligamento periodontal (especialmente colagénio), no decurso da dentição (Kii I. , et al. 2006). Localização específica deste agente na área entre a camada interna do epitélio do esmalte e a camada pré-odontoblástica e em torno da porção cervical do dente, sugerindo o seu papel essencial na geração de força para a dentição (Suzuki H., et al. 2004). Com base na detecção frequente da periostina nestes tecidos também é contemplada (Norris R., et al. 2007), que esta proteína regula a fibrilogénese do colagénio, determinando assim as propriedades biomecânicas do tecido conjuntivo periodontal.

Na geração de energia para a erupção, um papel pode também desempenhar um papel de glicosaminoglicanos sulfatados do ligamento periodontal, uma vez que um período de erupção rápida detectou um grande número deles, e na ausência de promoção do número de dentes destas substâncias é fortemente reduzido (Kirkham J., et al. 1993).

Além disso, existem apenas alguns relatórios sobre o estudo das questões de participação dos vários sistemas do organismo no processo de dentição. L. Westrum et al. (1984) estudaram as alterações electrão-microscópicas nos axónios e extremidades do núcleo do trigémeo nos gatos do tronco cerebral durante a dentição. Foram encontrados vários graus de alterações alteradoras e degenerativas, segundo os autores, que indicam o possível envolvimento destas estruturas no decurso da erupção.

A participação do sistema imunitário no processo de erupção pode ser vista nas publicações individuais, que, infelizmente, não reflectem plenamente o problema estudado. Em particular, A. Pierce et al. (1986) expressaram a opinião de que os sintomas clínicos da dentição são como uma fraca reacção de hipersensibilidade. Conduziram a sua microscopia da luz revelando a acumulação de IgE em postsecretory ameloblastos, cuja formação foi causada pelas proteínas da matriz do esmalte. Curiosamente, já foram realizados estudos suficientes J. Shapira et al. (2003), que estudaram o conteúdo de alguns dos factores activos no fluido gengival do dente primário em erupção. Os autores constataram que a quantidade de citocinas IL-1beta e TNF-alfa está correlacionada com sinais clínicos de febre e distúrbios do sono durante a erupção, e IL-beta e IL-8 - com distúrbios gastrointestinais funcionais. Além disso, a IL-1beta também se correlacionou com a falta de apetite.

A este respeito, uma observação muito interessante de V. Nespryadko (1981), que consiste em examinar os factores que atrasaram a erupção, realizou uma série de estudos experimentais sobre cães. O autor de um meio mecânico e químico foi destruído em diferentes partes do germe dentário - folículo pericoronário, papila e órgão do esmalte. Verificou-se que apenas a destruição do esmalte seguida de uma completa ausência de erupção em todos os casos, apesar do facto de a formação das raízes e mineralização dos tecidos duros ter prosseguido a tempo e sem violações. O autor conclui que os derivados do órgão do esmalte são um catalisador para a dentição. Assume-se que algumas das proteínas do esmalte, como autoantigénios (Schroeder H. et al. 1992 Azatyan N., et al. 1997, Andriasyan L., Gevorkyan A. 1998), estimulam o desenvolvimento das complexas alterações imunológicas locais e sistémicas, que proporcionam o processo de erupção (Andriasyan L., Tatintsyan V. 1995). Por outro lado, S. Marks, D. Cahill (1984), elimina completamente parte activa do dente e dos seus tecidos durante a dentição. Estas afirmações são também baseadas em estudos experimentais de cães com danos mecânicos no esmalte ou metal ou na sua cópia de silicone de substituição. C. Robinson et al. (1988), para o estudo da relação entre a formação do esmalte e a erupção dentária, estudaram experimentalmente o ritmo de progresso extra oclusal da zona secretora da largura do incisivo de rato e a deposição da matriz. O autor encontrou um aumento na taxa de erupção de 120% e secreção do esmalte em 90%.

Uma série de estudos experimentais dedicados ao estudo da magnitude da resistência mecânica e física, promove ou dificulta a erupção. Verifica-se que o valor da carga axial de 0,2-0,4 g de incisivos de coelho em suspensão entrou em erupção e 2,5 g de força empurrou os dentes (Steedle J. et al. 1983) e 8,4 g de força capaz de evitar a erupção dos dentes humanos (Smedley L. 1975). W. Proffit, K. Sellers (1986), S. Steigman et al. (1988), D. Picton (1989) expressaram a opinião de que a prevenção da erupção dentária de maior importância não é a quantidade de força, mas sim a duração do impacto de uma certa força. De acordo com os autores, quando submetidos a forças (de 1 g a 3 g) durante 50% do tempo causaram um efeito de influência significativo, e quando a duração da força de impacto em 10% do tempo, o resultado da influência da força não foi sentido. Por outro lado, W. Gierie et al. (1999) mostraram que a força de pressão mecânica nos 300-400 mN sobre o dente em erupção não tem qualquer impacto perceptível no processo de erupção.

Erupção dentária - um processo multifactorial (Luan X., et al. 2007), acompanhado pela destruição do antigo e a formação de novos tecidos, que são coordenados por factores genéticos. Para estudar o movimento axial da erupção dentária, os autores utilizaram um modelo em termos da ausência de resistência. Neste conjunto, os dentes são expostos sobre a erupção em média 0,13 mm durante 12 dias e observa-se a formação morfológica de uma camada mais espessa de osso no ápice, mas mantendo a largura do ligamento periodontal. Por sua vez, o estudo imuno-histoquímico revelou um aumento do nível de integrina beta5, que estava envolvida na formação de excesso de osso.

Foi também estudada a taxa de dentição em ratos experimentais em condições hipóxicas (altitude 4000 metros), cujos resultados mostraram uma taxa de erupção retardada (Giglio M. et al. 1987). A intensidade do processo de dentição pode ser alterada utilizando uma corrente eléctrica externa constante cujos parâmetros podem ser fácil e precisamente medidos (Okushko V., et al. 1986, Galenko V., Donskiy G. 1987).

A velocidade dos dentes promotores intra e extra-alveolares durante a erupção é considerada com algum detalhe. Mesmo em 1958, P. Burke e D. Newell, usando um método fotográfico, mediram a velocidade da dentição em humanos, que é igual a 140 m / dia no período de velocidade máxima, e quando a oclusão, caiu para 5 m / dia (Darling A., Levers B. 1976). H. Schroeder (1991), C. Lee, W. Proffit (1995) pelo moderno sistema de microscópio de vídeo para estudar o ritmo diário de dentição tem sido utilizado. Os autores constataram que um avanço significativo do dente para o plano oclusal ocorre à noite e durante o dia a posição do dente é quase mantida. Este ritmo de erupção dos autores associado às flutuações dos níveis hormonais e, portanto, impacto sobre os processos metabólicos no periodonto. Os autores não excluem a possibilidade de reduzir a pressão mecânica sobre os tecidos dentários da cavidade oral (língua, bochechas) durante a noite. Sobre uma promoção mais significativa dos dentes durante a noite sugerem também estudos de outros autores (Risinger R., et al. 1996). Foi também estabelecido (Proffit W. et al. 1991), que durante o dia o dente se move 25-75 microns para atingir o antagonista, seguido de uma taxa de erupção que cai acentuadamente.

De acordo com I. Kjaer (2014), não podemos explicar completamente o processo de dentição, e os dados experimentais disponíveis sobre animais têm de levar a cabo a missão das pessoas. Por sua vez, a obtenção de dados científicos humanos sobre esta questão é bastante limitada por razões metodológicas bem conhecidas. Ao explicar o fenómeno da dentição o autor propõe abordar fenómenos patológicos e genéticos já conhecidos, e com base na análise das violações do processo de erupção em várias doenças, incluindo a utilização de dados obtidos por estudos histológicos e histoquímicos para julgar os mecanismos de erupção. A autora faz a hipótese de que os futuros estudos dos mecanismos de erupção devem ter em conta a importância dos três tecidos responsáveis pela formação do dente - o ectoderme, o tecido mesenquimal e neural, e a erupção das principais estruturas responsáveis por este processo são a parte apical da raiz do dente, a membrana periodontal e a coroa do dente. Estudos de várias alterações morfológicas e funcionais que acompanham o processo de dentição, realizados principalmente em animais de experimentação - roedores (Izumi T. 1989, Moxham B., Berkovitz B. 1989, Terajima T. 1989), cujo processo de erupção é fundamentalmente diferente das características e características dos dentes humanos. Os dentes dos roedores são caracterizados por um tipo de erupção em permanente crescimento, com uma substituição permanente que penetra novamente no esmalte dentário, etc. Consequentemente, os resultados dos roedores de laboratório devem ser cuidadosamente extrapolados para a condição humana. Analisando o trabalho científico das últimas duas décadas sobre os mecanismos da dentição, J. Maltha (2006) chega à conclusão de que a maioria dos autores deste fenómeno é utilizada uma abordagem mecanicista, que é a principal causa da imperfeição destas teorias. Além disso, não há uma compreensão da erupção como um processo fisiológico único, tendo em conta a interacção de ligações orgânicas centrais, sistémicas e periféricas separadas neste processo, bem como uma compreensão da interdependência dos factores lançadores de alterações complexas que predeterminam e acompanham momentos, a implementação de mecanismos específicos de cooperação ao nível periférico, mecanismos de suspensão ou processo de atenuação. A erupção de forças locais ocorre em função do sistema e dos sinais e estimulantes resultantes. Portanto, não podem desempenhar um papel decisivo no processo de erupção. O estudo do estado local, o estado morfo-funcional do dente em erupção com o seu ambiente deve ser combinado com o estudo das alterações nos sistemas do corpo que possam contribuir para a transformação dos tecidos, levando à erupção (sistema endócrino, nervoso, imunitário e outros sistemas).

2.3. O funcionamento local do sistema de citocinas durante o desenvolvimento dentário e a dentição

Citoquinas - substâncias proteicas produzidas por uma variedade de células activadas que regulam as interacções células-células sob processos fisiológicos e patológicos do organismo. A formação do complexo dente-periodontal e a dentição impensável sem a multiplicação dos interstícios celulares e entre os tecidos do dente em desenvolvimento e o seu ambiente. A este respeito, é muito interessante o papel do sistema de citocinas no decurso da diferenciação e histogénese das células germinativas dentárias. Estudos histológicos do folículo pericoronário revelam a presença de clusters de células mononucleares funcionalmente activas, cujo número aumenta acentuadamente pouco antes e durante a erupção (Marks S. et al. 1983, Wise G. et al. 1985). A reabsorção radicular dos dentes decíduos é iniciada e regulada pelo retículo estrelado e os folículos são dentes permanentes, estimulando a secreção de moléculas como citocinas e factores de transcrição (Harokopakis-Hajishengallis E. 2007).

As células imunitárias específicas dos antigénios também se encontram no ligamento periodontal, que está em contínuo crescimento dos incisivos dos ratos (Kawahara I., Takano Y. 1995). Revelou-se (Otsuji W. et al. 1999) que nos pré-ameloblastos, nas extremidades proximal e distal dos ameloblastos pré-secretos, nas células do epitélio externo do esmalte, as placas dentárias e o osso numa fase inicial da amelogénese são receptores para IFN-gama (IFN-gama) e G -CSF (factor de estimulação da colónia granulocitária), o que sugere o envolvimento destes receptores na formação do esmalte. Sobre o possível papel das citocinas (principalmente factores de crescimento) - EGF (factor de crescimento epidérmico), PDGF (factor de crescimento derivado das plaquetas), FGF (factor de crescimento fibroblástico), IGF (factor de crescimento semelhante à insulina), na estimulação da diferenciação e crescimento das células germinais dentárias odontogénese precoce evidenciada por numerosos estudos

(Young W., et al. 1995, Lin F. et al. 1996, Tanikawa Y., Bawden J. 1999; Kero D., et al. 2016). O seu valor está geralmente na diferenciação das células foliculares em ameloblastos, odontoblastos, e no controlo da função celular e formas pré-secretas secretas destas células. Na diferenciação de amelo- e odontoblastos detectados como TGF-beta 1 (transforming growth factor), que atribuem grande importância ao desenvolvimento de um dente como um todo (Cam Y. et al., 1997, Nakashima M. et al., 1998). Kronmiller J. (1995) defende que o FEG está activamente envolvido no crescimento do tecido epitelial no mesênquima e na formação de placas epiteliais dentárias para o desenvolvimento futuro dos dentes.

De grande interesse é também o estudo da participação do sistema de citocinas, ambos estimulantes naturais nos mecanismos da dentição. Hoath S. et al. (1983) em condições experimentais atingiram ratos em erupção de incisivos prematuros quando administrados com triiodotironina aumentando o conteúdo do factor de crescimento epidérmico no organismo. Segundo Thesleff I. (1987), o EGF controla o processo de dentição, o que também é confirmado por muitos estudos experimentais (Hoath S. 1986, Moore M. et al. 1986, Rithniemi L., Thesleff I. 1987, Topham R., et al. 1987, Smart J., et al. 1988), que detectam o efeito estimulante do EGF nos elementos das células foliculares dos dentes, do ligamento periodontal e dos odontoblastos e ameloblastos. Além disso, Cho V. et al. (1988), B. Martineu-Doize et al. (1991) encontraram receptores para a ligação do FEG à superfície dos ameloblastos da camada pulpar do órgão do esmalte. O. Imada et al. (1987), quando administrado a ratos, o EGF humano biossintético, além da dentição precoce e da abertura das pálpebras, foi observado como sinais precoces de maturação sexual. B. Shroff et al. (1996) constataram que o EGF está localizado nos ameloblastos do folículo pericoronário e no osso alveolar, principalmente na fase pré-funcional da erupção. O efeito estimulante no processo de dentição tem também um factor de estímulo da colónia (Iizuka T. et al. 1992, Wictor-Jedrzejczak W. et al. 1994), que é provavelmente a fonte da formação de um folículo dentário (Wise G., Lin F. 1994). Wise G. (1998)

estabeleceu experimentalmente que a IL-1 alfa (IL - alfa) afecta a expressão das células do gene CSF-1 do folículo dentário, que é uma molécula chave para a erupção inicial do dente. Além disso, os receptores de IL-1 localizam-se principalmente no folículo no início do período pós-natal e, posteriormente, o seu número diminui paralelamente a uma diminuição do CSF-1 no folículo dentário (Wise G., Zhao L. 1997). Experimentalmente em ratos foi provado que o CSF-1 é um factor que contribui para o influxo de células mononucleares no folículo pericoronário para a formação de osteoclastos, reabsorção do osso alveolar e formação de vias de erupção (Que B., Wise G. 1997; Chen C., et. al. 2016). Segundo M. Cielinski et al. (1995), o FEG acelera a erupção dos incisivos dos ratos (sem qualquer impacto nos molares) e o factor de estimulação da colónia (o QCA) está a acelerar a taxa de erupção dos molares. Os autores sugerem que o último factor contribui para a acumulação de células mononucleares com um novo aumento do número de osteoclastos na região da erupção dentária activa. G.Wise et al. (1995) acreditam que o principal papel na erupção dentária é a interacção entre a molécula (o LCR), célula (monócito) e tecido (folículo pericoronário). Outros estudos destes autores (Wise G. 1998) destacaram a opinião de que o factor de estímulo da colónia contribui para a transformação dos monócitos em osteoclastos para posterior reabsorção do osso alveolar. O estudo das flutuações quantitativas CSF-1 (factor estimulante da colónia-1), RANKL (activador receptor do factor nuclear-kappa B ligand), OPG (osteoprotegerina) em diferentes períodos de dentição na experiência apresentada (Heinrich J., et al. 2005) estas substâncias são determinantes fundamentais para a activação da actividade osteoclástica na formação óssea durante o percurso de dentição. Também susceptíveis ao quimiotractor de estimulação de citocinas Cxcl-14, que também está envolvido na formação da via de erupção através da activação da osteoclastogénese (Yoo H., et al. 2011). No que respeita à estimulação da osteoclastogénese, é também atribuído um papel ao factor de diferenciação mielóide - MyD88 (Liu D., et al. 2010).

Estudou-se também o efeito da citocina anti-inflamatória IL-10, um inibidor da reabsorção óssea em moléculas reguladoras osteoclastogénicas no folículo dentário - RANKL, CSF-1, e OPG (Liu D., et al. 2006). Os autores constataram que isto reduz drasticamente o RANKL de citoclastogénicas, o CSF-1 e a gravidade da OPG aumenta nos tecidos e desempenha um papel essencial nos processos de regulação da formação e reabsorção óssea durante a dentição. A OPG e o CSF-1 são de alguma forma antagonistas, que regulam os processos de remodelação óssea (reabsorção óssea e formação óssea no sentido axial no fundo do dente em erupção) (Wise G., et al. 2005). Durante a erupção, também é importante a presença de factores como a IL-1 e TNF-alfa, que também contribuem para um aumento da expressão de RANKL e transformação óssea (Liu D., et al. 2005). Para a estimulação rápida da osteoclastogénese, para além da presença do CSF-1 é também necessário aumentar a quantidade de factor VEGF rodeado de dentes em erupção (Yao S., et al. 2006). Alguns autores tendem a expandir o valor do factor VEGF no desenvolvimento dentário e a atribuir-lhe não só a função de participação na angiogénese, mas também a realçar o papel deste factor na activação das células da camada interna do órgão do esmalte (Mastrangelo F., et al., 2016).

Foi observada uma erupção acelerada dos incisivos e abertura das pálpebras nos ratos recém-nascidos I. Brin et al. (1985), quando administrados a eles transformando o fator de crescimento. No entanto, os autores notam um atraso no crescimento dos pêlos e no ganho de peso corporal.

A erupção dentária depende em muitos aspectos da presença de osteoclastos, que promovem a formação de vias de erupção através do osso alveolar (Hua F., et al. 2007). Os autores propõem um método para estimular o atraso da erupção do tratamento da osteoclastogénese para que o campo da mucosa não irrompida administrado TNF-alfa, IL-1alfa, que deve levar à reabsorção óssea e activar os osteoclastos.

O funcionamento local do sistema de citocinas é de grande importância para garantir a vitalidade normal dos elementos dos tecidos de uma região dente-periodontal no rescaldo da erupção dos dentes. Em particular, foi estabelecido experimentalmente (Cassidy N., et al. 1997, Sloan A., Smith A. 1999), 1 e 3 isoformas TGF-beta estimula a secreção por odontoblastos de uma matriz extracelular, essencial nos processos reconstrutivos da polpa. Além disso, este factor de crescimento é um importante estimulador da diferenciação das células de polpa em pré-odontoblastos (Toyono T. et al. 1997). T. Onishi et al. (1999) em meio de cultura sem soro mostraram um efeito estimulante IGF-1 e IGF-2 na diferenciação das células de polpa. O EGF e o IGF-1 mostraram um efeito estimulante dose-dependente nas células de polpa (Kawase T. et al., 1995), o que acaba por afectar a formação de dentina (tanto primária como reconstrutiva). Embora em outros estudos (Tziafas D. et al., 1998) se tenha observado que a diferenciação dos odontoblastos de pasta estimulados principalmente pelo TGF-beta 1, e no caso da introdução de implantes na pasta impregnada pelo FGF e pelo IGF-2, esse efeito não é observado. Por sua vez, como referido (Matsuda N. et al. 1998), o EGF é um regulador negativo do processo de diferenciação das células periodontais em osteoblastos e cementoblastos. Com base nos dados experimentais argumentam (Uematsu S. et al. 1996), que durante a movimentação ortodôntica dos dentes nos mecanismos de transformação óssea (e, em geral, dos tecidos) desempenha um papel importante no ajustamento do TGF-1 do líquido gengival.

Alguns factores de crescimento exibem a sua actividade durante a maior parte do período de desenvolvimento dos dentes - a partir dos marcadores e antes da formação da forma anatómica final. Estes factores relacionam-se principalmente com o factor de crescimento fibroblástico (FGF), cujo envolvimento na regulação dos genes na proliferação celular e outras funções (incluindo a regulação da interacção epitelial-mesquitemática) de investigação comprovada por muitos autores (Jernvall J., et al . 1994, Kettunen P., et al. 2000).

Revelou (Lesot H., et al. 2002) que durante uma transição do germe dentário de uma fase de gema para a fase do sino, a membrana do porão desaparece do factor lamina-5, que desempenha a função de aderência ao epitélio interior do esmalte. Os autores sugerem que este desempenha um papel de segregação para as células. A microscopia ligeira e por imunodifusão examinou as alterações da membrana basal durante o período de desenvolvimento dentário (Kieffer-Combeau S., et al. 2001), o que mostrou que existe uma presença pronunciada de proteínas adesivas como plactoglobin, desmoglein e E-cadherin, compostos de fornecimento intercelular e estabilização anterior-posterior do órgão do esmalte. Além disso, verificou-se que outros factores também mostram uma actividade variável em diferentes fases transitórias de desenvolvimento dentário. Assim, as variantes do factor de crescimento do fibroblasto - FGF-8, e 9 são expressas antes da formação do primórdio do gomo, ou seja, são importantes no período inicial do desenvolvimento dentário, e o FGF-4 é mostrado na regulação da forma dentária (Kettunen P., Thesleff I. 1998). Ao mesmo tempo, os autores também atribuem um papel importante à expressão do FGF com outras moléculas sinalizadoras - Shh e Bmp. Estes dados são coerentes com os resultados da investigação M. Bei e R. Maas (1998), que, apontando para o facto de um caminho de sinal não poder substituir todo o potencial indutivo do tecido epitelial, afirmam que este processo é actividades integradas muito importantes, tais como factores FGF, Bmp, Msx, e Dlx.

2.4. As propriedades antigénicas das proteínas do esmalte no período de dentição

As proteínas do esmalte - amelogeninas e esmaltes (tuftelina) representam aproximadamente 20% do peso total do esmalte para a mineralização, com uma predominância significativa de amelogenina (cerca de 90%) de diferentes pesos moleculares. Durante o processo de mineralização e maturação final do esmalte após a erupção dentária, a quantidade de proteínas do esmalte diminui gradualmente, atingindo um nível de cerca de 0,3-1,3%, a partir do estabelecimento da razão amelogenina / esmalte 1:1. Como resultado, o esmalte reduz drasticamente a quantidade de proteínas de alto peso molecular e aumenta a proporção de proteínas de baixo peso molecular (Fincham A. et al. 1982, P. Y. et al. 1985, Simmer J. 1995).

O esmalte dentário, como tecido epitelial derivado, é exposto a um certo grau de isolamento biológico tanto durante a sua formação e maturação como na subsequente vitalidade do dente. Num estudo morfológico do germe dentário, verificou-se que o órgão do esmalte é isolado dos tecidos circundantes por membranas biológicas - basais e apicais, através das quais ocorre o metabolismo (Falin, LI 1963, Josephsen K., Fejerskov O. 1977, Kallenbach E. 1980 Gorokhov A., Ivanenko T. 1983 Gurin, N. et al. 1985). Dado que uma porção relativamente permeável destas membranas é uma pequena fracção, bem como a ausência do seu próprio sistema vascular no rudimento do órgão do esmalte (Slavkin H. 1974), em geral pode ser argumentado que as células do esmalte segregado proteínas estão localizadas exclusivamente nesta área (Robinson C. et al. 1977). Este isolamento morfológico e funcional do órgão do esmalte (esmalte) do tecido circundante deve levar a uma falta de tolerância imunológica natural aos componentes bioquímicos do esmalte, especialmente do tipo macromolecular (proteínas). Por sua vez, tal afirmação implica logicamente a atribuição de proteínas do esmalte classificadas como auto-antigénios específicos de órgãos.

Os primeiros relatórios sobre a imunogenicidade das proteínas do esmalte são encontrados no trabalho de G. Nikiforuk, M. Gruca (1969), que conseguiu obter um alto título de anticorpos específicos para as proteínas do esmalte quando administradas às proteínas solúveis do esmalte bovino no adjuvante completo de Freund Nova Zelândia coelhos. Resultados semelhantes foram obtidos por S. Schonfeld (1975), R. Herold et al. (1980) e D. Moe et al. (1985), que encontraram as propriedades imunogénicas das proteínas não só em enamenoblastos secretores funcionalmente activos mas também em pré-enameloblastos. Além disso, o autor argumenta que as propriedades imunogénicas das proteínas nativas não estão sujeitas a modificações como resultado de uma mineralização adicional do esmalte. Subsequentemente, S. Schonfeld (1979, 1980), experimentalmente através da administração de proteínas de esmalte em ratos consanguíneos produzem grandes títulos de anticorpos altamente específicos para estas proteínas, mostrou a presença de proteínas de esmalte para a imunogenicidade do próprio corpo como in vivo, e in vitro.

Com o desenvolvimento intensivo da imunologia não infecciosa, os conhecimentos teóricos sobre auto-imunopatologia e a investigação e desenvolvimento imunológico na última década, o problema da imunogenicidade dos investigadores de proteínas de esmalte voltou a interessar. Em particular, através da imuno-coloração, verificou-se que as proteínas imunogénicas têm propriedades (principalmente amelogeninas) de peso molecular médio - 15-30 kDa (Uchida T. et al, 1991, Nakamura M. et al 1991, Inai T. et al. 1991). Afirma-se que no germe dentário a imunoreatividade do esmalte diminui da superfície do esmalte para a camada média e concentra-se nas conchas prismáticas. T. Inage et al. (1989), P. Farge et al. (1991) pela técnica de imunoperoxidase usando anticorpos policlonais revelaram a preservação global dos determinantes antigénicos do esmalte humano durante todo o período de amelogénese. O estudo imunológico de feixes de esmalte de dentes permanentes humanos (Amizuka N. et al. 1992) mostrou uma intensa imunoreactividade da amelogenina do esmalte adjacente à dentina.

Numa experiência com ratos, a possibilidade de penetração dos antigénios do esmalte na dentina e na polpa (Inai T. et al. 1991), que pode ter significado no processo de mineralização predentina (Inai T. et al. 1992). M. Nakamura et al. (1994), um cenário experimental o facto de a amelogenina se mover para a camada de odontoblastos de incisivos em ratos, no entanto, acredita que este fenómeno é, que atende a uma função biológica desconhecida.

A utilização do procedimento SDS-PAGE estabelece uma semelhança significativa de amelogeninas de germes dentários em ratos e touros, o que, segundo os autores, reflecte provavelmente os processos intra-esmalte comuns (Dajean S., Menanteau J. 1989, Sasaki S., Shimakowa H. 1995). Sobre a uniformidade das proteínas do esmalte também identificada entre o esmalte de mamíferos, répteis e emalóide de tubarões, peixes ósseos e anfíbios larvares (Herold R. et al. 1989).

A resposta específica cruzada de soro antiproteico de coelho e rato por amelogenina de suínos encontrada em estudos experimentais de T. Aoba et al. (1992). Curiosamente, estes soros também reagiram com queratina humana e soro antiprotéico à amelogenina humana reagiu activamente com as mesmas proteínas de bovinos e suínos (Catalano-Sherman J. et al. 1994). A resposta cruzada de soro de amelogenina anti-rato e soro de enamelina anti-humana com proteínas humanas epiteliais derivadas do cimento, com quatro proteínas privadas do cimento (peso molecular de 26-72 kDa) encontrou H. Slavkin et al. (1989) usando electroforese em gel de poliacrilamida SDS-poliacrilamida. A. Fincham et al. (1994) argumentaram que existe uma sequência altamente homóloga de determinantes de aminoácidos em proteínas específicas de tecidos (amelogeninas) em diferentes espécies animais - ratos, suínos, vacas e seres humanos.

No que diz respeito ao significado funcional das proteínas do esmalte, a maioria dos investigadores concorda que estas fornecem um modelo para a formação de cristais de hidroxiapatite de cálcio e contribuem para a regulação do tamanho, forma e velocidade de formação dos cristais de esmalte (Slavkin H. et al. 1988, Arge P., Magloire H. 1989, Deutsch D. 1989, Simmer J., Fincham A. 1995, Moradian-Oldak J. et al. 1998).

A investigação reduz-se principalmente ao estudo das propriedades biológicas e da localização estrutural e espacial das principais formas de proteínas embrionárias do esmalte. A literatura científica quase não apresenta dados sobre as mesmas propriedades das proteínas do esmalte maduro, o que pode ser parcialmente explicado pela elevada mineralização do tecido do esmalte, dificuldades técnicas de separação dos tecidos e isolamento de formas puras de proteínas, etc. Não estudado também questiona as proteínas do esmalte de reprodução posterior (re-síntese e metabolismo das proteínas no esmalte não celular maduro) e a sua possível participação como portadores de determinantes antigénicos específicos, em processos imunopatológicos e muitos outros. A este respeito, resultados interessantes estudando a probabilidade da chamada auto-montagem das proteínas do esmalte (Fincham A. et al., 1994, Paine M. et al., 1998, Moradian-Oldak J. et al. 1998). Dadas as propriedades imunogénicas do esmalte, muitos autores tentam encontrar o seu uso clínico (Bertl K., et al. 2009, Khedmat S., et al. 2010) para activar o sistema imunitário e regeneração dos tecidos no tratamento complexo de doenças periodontais.

No contexto da imunogenicidade das proteínas do esmalte, chama-se a atenção para um estudo recente A. Bronckers et al. (2013), que estudou a peptidase SPPL2A, que controla o metabolismo e a função do complexo principal da histocompatibilidade da cadeia invariante (MHCII) e é essencial para o desenvolvimento das células B. Os autores ficaram surpreendidos ao notar que a SPPL2A é também muito importante para o desenvolvimento do esmalte dentário. Esta enzima foi encontrada no esmalte na fase de secreção e durante a maturação do tecido, e a sua ausência leva a distorções significativas da maturação do tecido duro. Os autores concluem que a proteólise intramembranosa mediada pela SPPL2A é essencial para a manutenção da homeostase celular dos ameloblastos porque esta enzima apresenta actividade modulatória contra o esgotamento das células B e a auto-imunidade.

Estes estudos são muito originais, interessantes, mas não suficientes para a aprovação final pela presença de propriedades antigénicas semelhantes das proteínas do esmalte dos dentes de mamíferos maduros. Assim, a investigação é feita principalmente sobre os botões dos dentes, cuja composição proteica varia muito em quantidade e qualidade do esmalte dos dentes irrompidos e em funcionamento. Por outro lado, nos trabalhos utilizados animais (roedores), cujos dentes apresentam diferenças morfológicas e funcionais básicas em relação ao humano: a preservação da actividade funcional da estrutura celular em algumas partes do esmalte durante todo o período de vida; a continuidade da dentição e etc.

3. PROTEÍNAS DE ESMALTE COMO INICIADOR DA DENTIÇÃO

3.1. A mitogenidade e a citotoxicidade das proteínas do esmalte em experiência

Realizámos um estudo-piloto para examinar as propriedades antigénicas da fracção proteica total do esmalte de dentição activa em animais (cachorros) e dentes adultos em humanos (doentes com periodontite).

Na experiência, foram utilizados os pré-molares primários inferiores de cachorros de 4-5 semanas (8 animais), que se encontram na fase de erupção activa e não atingiram o plano oclusal. Após a eutanásia dos animais, os discos de separação excisaram as coroas dos dentes no arco da câmara da polpa, sem penetrarem neste último. Remoção das camadas orgânicas com tratamento da superfície do esmalte, realizada pelo método de V. Leontiev e Y. Petrovic (1976). Para esta placa dentária macia e tártaro da superfície do esmalte foi cuidadosamente removida por meios mecânicos, depois a superfície é lavada com sabão e uma escova e, para remover a película, as coroas dentárias foram imersas numa solução de ácido clorídrico 1,0N durante 30 segundos, após o que a superfície dentária foi novamente purificada com escova e enxaguada com água destilada. Em seguida, removeu-se cuidadosamente a dentina dentária, retirando o esmalte e deixando a "tampa" que foi repetidamente lavada com água destilada e seca à temperatura ambiente. A moagem do esmalte foi efectuada com um moinho de bolas Ardenne até à granulometria 10-6. O esmalte assim obtido foi pesado sobre uma balança de torção e amassado com água destilada até obter uma consistência pastosa. O teor proteico da mistura resultante foi determinado pelo método Lowry.

A reacção de lesão dos linfócitos específicos de antigénios (RASLD).

Para investigar as propriedades antigénicas das proteínas do esmalte, colocamos uma lise directa dos gânglios linfáticos submandibulares específicos dos antigénios dos cachorros, adicionando o chorume obtido a partir do esmalte ao mesmo animal (Andriasyan L. et al. 1997). A linfocina analisada (lise específica do antigénio do factor) é uma das selecções mais específicas e influenciadas que indica a presença de linfócitos sensibilizados ao antigénio específicos para o antigénio (Adamenko G., Novikov D. 1976).

A base da reacção directa RASLD é o fenómeno de lise das células imunitárias dos gânglios linfáticos in vitro, transportando na sua superfície um factor RNA contendo antigénio sob a influência de grandes doses do antigénio correspondente.

Em 4 cachorros foram retirados os gânglios linfáticos submandibulares e a suspensão celular preparada conforme descrito em Novikov D. e Novikova V. (1979). Para esta tesoura afiada foram removidos os gânglios linfáticos em redor dos locais de tecido conjuntivo e adiposo, os quais foram enxaguados em soro fisiológico e colocados num almofariz de porcelana com 2 ml de soro fisiológico. As fibras são então cuidadosamente removidas por 2 agulhas de injecção e, para aumentar o rendimento das células dos nódulos, é recrutada uma suspensão em seringa de 2 ml e pressionada a agulha até ao fundo do copo, libertando suavemente o conteúdo da seringa. O chorume obtido foi filtrado através de um tubo de nylon e centrifugado a 500 rpm / min durante 5 min. A uma suspensão de porção linfocítica experimentada adicionou-se sensatamente slurry de esmalte em pó em três proporções - 1: 1, 1: 2 e 1: 3. Uma amostra serviu como controlo da suspensão linfocítica (sem adição de antigénio). Todas as amostras foram duplicadas. As misturas foram incubadas durante 30 minutos a

370 C, centrifugadas durante 5 minutos (1000 rpm / min), e ao resíduo foi adicionada uma gota de 0,1% de azul de tripano com eosina. A mistura foi então ressuspendida, transferida para uma câmara de Goryaev e contou o índice citotóxico através da seguinte fórmula (em cada amostra contada pelas 200 células):

$$\frac{a-b}{a} \times 100\,\%, \text{ em que}$$

a - percentagem de células vivas em controlo,
b - a percentagem de células vivas na experiência.

Os nossos estudos revelaram que, nas amostras de controlo (lama de antigénio linfocitário sem aditivos), a percentagem de células coradas (mortas) atingiu, em média, 8,4%, o que se situava dentro do intervalo normal. Os índices de citotoxicidade dependentes da dose e a percentagem de linfócitos mortos são apresentados no quadro 1 e na figura 19.

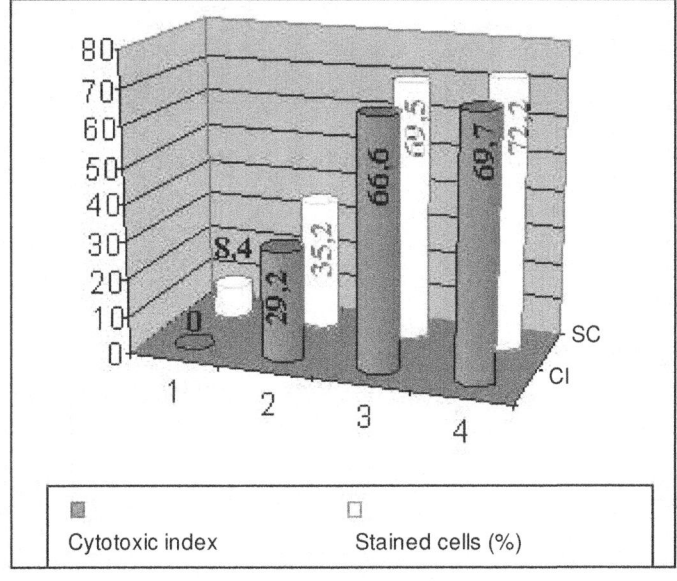

Fig. 19. Efeito prejudicial do esmalte em pó para os linfócitos dos gânglios linfáticos, específico do antigénio.

Quando adicionadas às suspensões linfocitárias de diferentes doses de lise linfocitária, observou-se um padrão de lise linfocitária. Além disso, nas amostras com adição de uma dose única (1600 gamma 1 mL), a percentagem de antigénio das células coradas era de 35,2% e o índice citotóxico - 29,2. Ao contactar suspensões linfocitárias com di- (3200 gammas) e três vezes (4800), o efeito da dose de antigénio lisante gama foi mais pronunciado, com uma ligeira diferença na magnitude do índice citotóxico no referido estudo das amostras (Fig. 20 e 21).

Quadro 1.
Índice e indicadores citotóxicos dose-dependentes a percentagem de células mortas.

Indicadores	Controlo	Dose única de antigénios	dose dupla de antigénio	dose tripla de antigénio
Teor de células coradas (%)	8,4 ± 0,26	35,2 ± 0,37	69,5 ± 0,75	72,2 ± 0,57
Índice citotóxico	-	29,2 ± 0,41	66,6 ± 0,82	69,7 ± 0,75

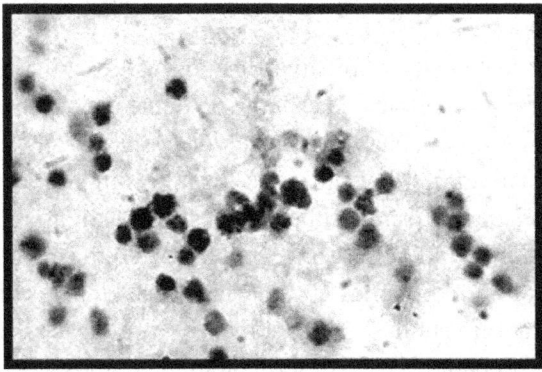

Fig. 20. Imagem citológica da aplicação de uma única dose de antigénio.

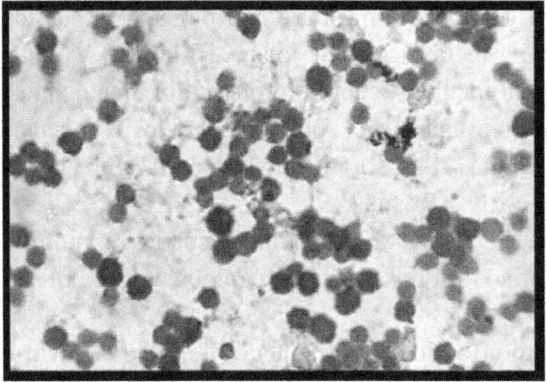

Fig. 21. Imagem citológica da aplicação de uma dose dupla de antigénio

Assim, numa dose de duas manchas de células linfocitárias, 69,5% no índice citotóxico 66,6, e numa dose de antigénio, três vezes, respectivamente - 72,2 e 69,7%. Assim, estes dados sugerem a presença das propriedades antigénicas das próprias proteínas do esmalte dentário do cachorro e a disponibilidade do sistema imunitário, em particular, uma sensibilização celular específica dos linfócitos linfonodais regionais durante a dentição activa.

Determinação do efeito mitogénico e citotóxico da fracção proteica total do esmalte nas células linfóides do timo.

O objectivo deste estudo foi investigar os efeitos mitogénicos e citotóxicos da fracção proteica do esmalte do dente que se encontra na fase activa da erupção, nas células-alvo (Andriasyan L. 2000, Andriasyan L. et al. 2002). Por último, utilizámos um pool comum de linfócitos da camada cortical do timo. Para este fim, foram removidos 4 cachorros do timo e linfócitos tímicos isolados, conforme descrito.

Os linfócitos foram divididos em seis amostras. Nos três primeiros testes foram administradas concentrações proteicas crescentes (esmalte em pó, preparado como descrito acima): 1 amostra - intervalo 300; amostra - intervalo 2 - 600; 3 amostras - intervalo 900. A mistura foi então incubada em meio 199 durante 2 horas. As amostras subsequentes 4-6, com a mesma distribuição antigénica, foram submetidas a uma incubação mais longa - 6 horas. A contagem dos linfócitos antes da incubação com a proteína foi efectuada na câmara de Goryaev. Após a incubação, foram preparados esfregaços a partir do cultivo das lamas, que foram coradas com azure-II-eosina, por May-Grunwald e RNA Brachet.

A contagem de várias formas transformadas e modificadas de linfócitos distróficos foi realizada nos campos de 5-8 por 100 células incubadas.

Tal como demonstrado pelos resultados de estudos in vitro sobre as células-alvo sinergénicas foi por nós descoberto pela primeira vez como um efeito mitogénico e citotóxico da fracção proteica do esmalte. O efeito pronunciado da reacção espontânea da transformação por explosão foi descoberto como resultado da introdução de um ambiente na dose específica de incubação da fracção proteica da gama 600 (com uma incubação de 2 horas). A introdução no meio de cultura das referidas doses de activação em duplicado foi acompanhada de um processo notável de transformação linfocitária (Fig. 22 e 23). Além disso, as formas transformadas representavam cerca de 45-50% da população total de linfócitos. Os linfócitos médios e grandes eram, respectivamente, 35-40% e 10-15%. Muito característico é o elevado teor de ARN nestas células (citoplasma e nucleóis). Sinais de distrofia (fenómeno cariopicnos e recsis, vacuolização do citoplasma, violação da integridade das membranas citoplasmáticas e nucleares) são encontrados apenas em séries linfoblásticas de células isoladas (Fig. 24).

É de notar que observámos um padrão semelhante quando administradas concentrações de proteínas mais baixas (intervalo 300), mas uma exposição mais longa (6 horas).

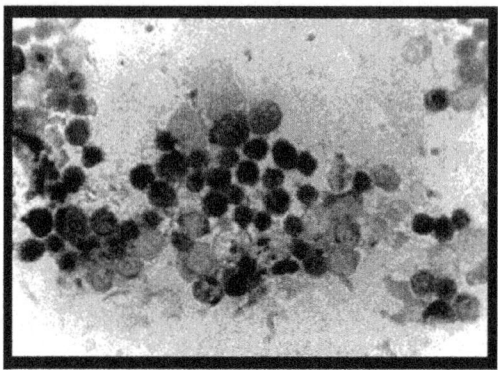

Fig. 22. *Activação marcada das populações linfocitárias (transformação blástica na forma) em condições de incubação com baixas concentrações de esmalte antigénico. Marca de esfregaço, azure II eosin, mag. X 40.*

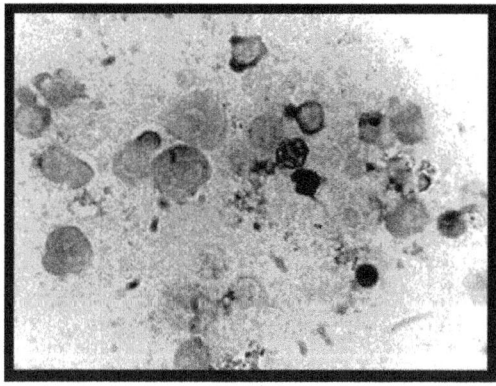

Fig. 23. *Alterações distróficas e necrobióticas nas populações linfocitárias em resultado da exposição a concentrações elevadas do esmalte antigénico. A eosina azurII eosin, mag. X40.*

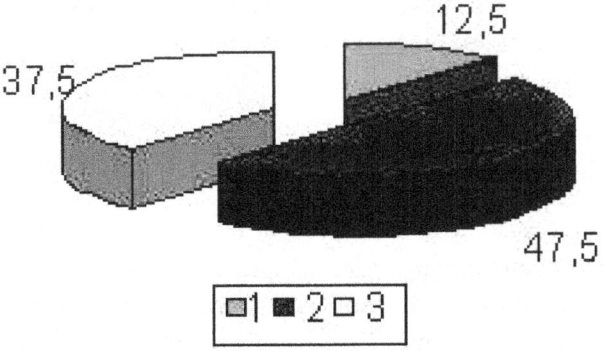

Fig. 24. Percentagem de linfócitos administrados numa única dose de antigénio na cultura. 1 - forma transformada, 2 - linfócitos médios, 3 - linfócitos grandes.

Assim, estabelecemos um efeito biológico dose-dependente e marcado do complexo proteico do esmalte dentário contra as populações linfocitárias do timo, que expressou a reacção de processos de transformação ou degeneração e degradação dos timócitos. As novas propriedades biológicas das proteínas do esmalte dentário são confirmadas pelos resultados obtidos num grupo de estudo especial quando doses específicas de antigénio provocam tanto a transformação em blasto como o efeito citotóxico nas células-alvo (antigénio 3-a dose única no contacto de 2 e 6 horas com células linfóides tímicas).

Assim, identificámos a potência antigénica de concentrações concretas de um complexo proteico específico do esmalte dentário, selectivamente dirigidas aos processos de degradação e estimulação das populações de linfócitos T. Estes dados pessoais no futuro servirão de pré-requisito para a implantação de investigação complexa destinada a clarificar o papel das perturbações imunopatológicas associadas à disfunção da imunidade das células T na relação dentária-período dentário na saúde e na doença.

Parece que com os novos itens a serem considerados como o papel celular e mediador dos timócitos nos complexos processos fisiológicos associados à dentição.

A reacção de transformação dos linfócitos (RBTL) quando expostos a um mitogénio e a um antigénio.
A transformação de linfócitos sob a influência de incentivos e a sua transformação em grandes blastos que dividem células - um dos fenómenos centrais em imunologia. A transformação de linfócitos após exposição a mitógenos não específicos é utilizada principalmente para avaliar a sua actividade funcional. Ao mesmo tempo, uma reacção semelhante dos linfócitos a antigénios específicos indica principalmente a sua sensibilização (Novikov D., Novikova V. 1979).

Estudámos o estado funcional dos linfócitos T em doentes com doença periodontal com base na capacidade destas células de se transformarem em formas de explosão sob a influência de activador não específico - fitohemagglutinina (PHA) e provável autoantigénio - proteínas de esmalte na composição do chorume de esmalte (Andriasyan L. et al. 2001). O estudo envolveu 12 pacientes com periodontite generalizada (grupo principal) e 11 indivíduos periodontalmente saudáveis (grupo de controlo) com idades compreendidas entre os 35 e os 46 anos que utilizaram sangue periférico (da veia cubital). O teste de reacção de transformação linfocitária foi colocado em modificações do micro método por I. Kopelyan e M. Grigorieva (1972). Para este efeito, foram adicionados 3 frascos de heparina previamente esterilizados, sem conservantes, para 25 u / ml de sangue. Em seguida, no primeiro frasco foram adicionadas 5 gotas de sangue, rapidamente adicionadas ao meio 199 com 15% de soro bovino - este teste é utilizado para determinar a capacidade espontânea dos linfócitos transformados em blastos; no segundo frasco foram adicionadas 5 gotas de sangue, rapidamente 199 com 15% de soro bovino e PHA numa dose de 0.01 mL por frasco; no terceiro frasco foram adicionadas 5 gotas de sangue, rapidamente adicionadas ao meio 199 com 15% de soro de bovino e 0,01 ml de uma suspensão de esmalte em pó contendo 0,0005 ml por frasco de esmalte em pó (técnica do esmalte para obter um chorume semelhante ao anterior). As doses de esmalte em suspensão durante a experiência foram tituladas, ou seja, tomamos uma dose diferente - 1 ml; 0,5 ml; 0,1 ml; 0,01 ml. O resultado claro do RBTL foi obtido com uma dose de 0,01 ml de uma suspensão de esmalte em pó. Frascos com rolha de borracha esterilizada, agitados cuidadosamente e colocados numa incubadora para incubação com t - 370 C durante 72 horas. A reacção de precipitação diária é completamente quebrada. Após 72 horas, cada amostra foi lavada três vezes, separadamente, com fixador 1:3 - álcool etílico e ácido acético glacial, centrifugando a 1800 rev / min. Em seguida, preparar esfregaços, corados com soluções a 0,1% de azur2 e eosina. A percentagem de células transformadas foi determinada visualmente em esfregaços.

Os resultados dos estudos imunológicos são apresentados no quadro 2 e na figura 25.

Os dados foram submetidos a análise estatística através da determinação do teste de Aluno. Os resultados são baseados em dados estatisticamente significativos. Constatou-se que os doentes com periodontite de transformação espontânea da explosão em média 29,1 ± 1,6, quando estimulados com PHA - blast transformation aumentaram para 38,42 ± 2,1 (Fig. 26) e sob a influência de uma suspensão da transformação do pó de esmalte em pó foi reduzida para 16 8 ± 0,4 (Fig. 27), i.e. Observou-se uma supressão acentuada da transformação linfocitária por 3,2 vezes em relação ao controlo (pessoa sã), o que indica um certo interesse do tecido patogénico dos componentes do esmalte dentário no desenvolvimento do processo imunopatológico em formas generalizadas de doenças periodontais inflamatórias.

Quadro 2. Resultados da reacção RBTL na aplicação de estimulantes
específicos e não específicos em doentes com periodontite.

№	grupo	n	Spontan. RBTL M±m	t1	RBTL com PHA M±m	t2	RBTL com pó de esmalte suspeito em 0,01	t3
1	controlo	11	54,1±1,6	-	60,0±1,1	-	-	-
2	básico	12	29,1±1,6	10,7	38,42±2,1	8,99	16,8±0,4	22,6

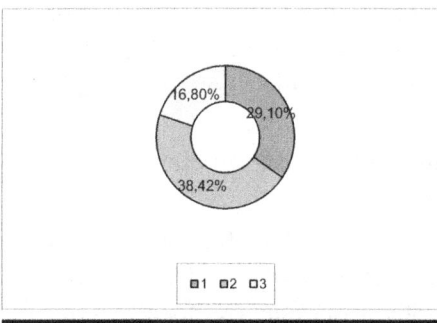

Fig. 25. Intensidade da reacção de transformação dos linfócitos sob a influência de vários estimulantes na periodontite. 1 - RBTL espontâneo, 2 - RBTL com PHA, 3 - RBTL com esmalte em pó.

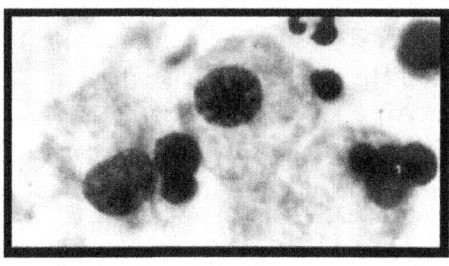

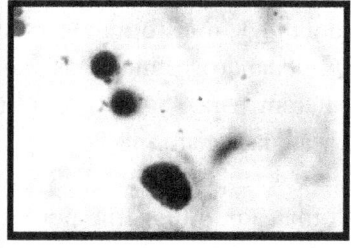

Fig. 26. Imagem da transformação dos linfócitos com PHA.

Fig. 27. Figura 27. Transformação dos linfócitos por jacto de areia com

3.2. A morfologia dos órgãos do sistema imunitário no período de dentição da experiência

Os estudos morfológicos da erupção dentária e dos tecidos circundantes devem ser combinados com o estudo das alterações morfológicas e funcionais dos sistemas do organismo que possam contribuir para alterações locais nos tecidos, que por sua vez conduzem à dentição. Em primeiro lugar, diz respeito aos sistemas imunitário, endócrino e nervoso. A participação do sistema imunitário no processo de erupção pode ser vista nas publicações individuais, que, infelizmente, não reflectem plenamente o problema estudado. Em particular, A. Pierce et al. (1986) expressaram a opinião de que os sintomas clínicos da dentição como uma reacção fraca de hipersensibilidade, etc.

Realizámos um estudo morfológico para examinar o estado dos órgãos do sistema imunitário em 8 cães durante a erupção da oclusão primária (Andriasyan L. 2000). Para estudos histológicos preparados por secções em série dos órgãos imunitários - timo, baço e gânglios linfáticos 28 - 32 dias de cachorros.

Estudos demonstraram que o timo está na fase de formação, mas a fronteira entre as camadas cortical e medular revelou-se claramente. A medula em comparação com o "normal" (cão adulto) está um pouco avançada. A camada cortical é a espessura não-uniforme da tira. O tecido linfóide é por vezes de casca relativamente compacta, por vezes frouxa - tem uma estrutura alveolar. Em geral, a camada cortical é constituída por pequenos linfócitos, entre os quais ocorre um grupo de aglomerados (2-3 células), caracterizados por grandes dimensões, citoplasma de luz hipocrómica e núcleo. Muitas vezes também existem elementos picnomórficos do tecido linfóide e figuras mitóticas. A medula também parece um pouco frouxa com sinusóides de contorno claro. Limpeza a maioria dos seios paranasais e os eritrócitos estão empacotados. Muitas vezes existem estruturas que caracterizam as diferentes fases (fases) dos corpúsculos de Hassall. Em comparação com os cães mais velhos da medula, frequentemente (entre as células epitelóides) encontramos pequenos linfócitos. Os corpúsculos de Hassall também são encontrados na camada cortical na interface com o cérebro. Em alguns casos, houve um grau relativamente elevado de diferenciação da cortical e de toda a autoridade, que se revelou uma orientação mais compacta do córtex celular linfóide, uma camada cerebral mais avançada e uma diferenciação mais clara da natureza reticular e das células epitelóides, bem como uma maior maturação dos corpúsculos de Hassall.

O exame histológico do baço nos períodos notou o corpo estrutural da resposta: as cápsulas dos lotes apresentavam elementos não executados fibras do tecido conjuntivo. As cápsulas partem da faixa estreita, que penetra nas camadas da polpa vermelha. A autoridade (polpa) coloca congestionamento. É de salientar que não existe uma formação folicular diferenciada. Revela apenas os contornos orientados destas formações, especialmente junto à cápsula. A moldura reticular é mais diferenciada. Em folículos individuais na periferia são estruturas que se assemelham a venus centralis. Na formação de folículos linfóides entalhados dispostos de forma solta, muitas zonas de luz óptica, zona não reactiva. As células linfóides nos locais de formação dos folículos, representadas por pequenos linfócitos, e as suas formas e explosões de células plasmáticas que se assemelham a células e macrófagos individuais. Em algumas áreas, existem números e o colapso de células linfóides de mitose. A base reticular nos folículos, em contraste com a polpa vermelha, tem uma estrutura alveolar. A estrutura celular da polpa vermelha apresenta células linfóides de formas explosivas, entre as quais se encontram frequentemente séries megaloblásticas de células relativamente grandes. Por toda a parte apresenta muito claramente sinais de tumores (todas as fases) de microvasos. Nalgumas amostras, verificou-se uma estrutura diferenciada do baço, que se caracteriza principalmente por uma cápsula densa e homogénea à predominância de fibroblastos, a formação estrutural da unidade folicular e outras.

O estudo morfológico dos gânglios linfáticos revelou que a sua diferenciação varia. Assim, em alguns casos, existem áreas onde o córtex parece ser relativamente pouco diferenciado e caracteriza-se pela ausência e dispersão folicular de células linfóides. A camada cortical parece relativamente diferenciada, contém folículos na fase de registo dos centros reactivos. A zona paracórtica não é contornada. A cápsula do tecido conjuntivo e o aspecto trabecular parecem relativamente diferenciados. A camada cortical é irregular, por vezes espessada, por vezes fortemente estreita e consiste numa pequena unidade de células linfocitárias, plasmócitos e histiócitos. Medula - uma medula relativamente extensa, representada por numerosos pequenos fios entrelaçados. Estes cordões de carne são constituídos principalmente por pequenos linfócitos, células de plasma de fila de plasmócitos e número de raros. Por vezes o tecido linfonodal parecia mais diferenciado - com a presença de folículos gigantes na camada cortical das células linfóides-plasmocitárias em cordas mielinizadas, etc.

Os resultados do estudo das características estruturais dos órgãos do sistema imunitário dos animais de laboratório devem ser comparados com os de estudos morfológicos semelhantes directamente na região "derrota" (ambiente dentário) e o estado funcional do referido sistema, o que permitirá avaliar de forma mais holística a sua participação no processo de dentição.

Uma série de estudos especiais foi dedicada a um estudo comparativo das características estruturais dos gânglios linfáticos submandibulares e mesentéricos durante a erupção activa dos dentes permanentes em cães (Andriasyan L. 2001). O valor deste estudo reside no facto de a estimulação antigénica ter alterações significativas que ocorrem principalmente nos gânglios linfáticos regionais (mais próximos do local de recepção do antigénio) (Fontalin L. 1967, Strukov A. , Serov V. 1985 Yeager L. 1990, Sato H., Dobashi M. 1995). Nos nossos estudos, esses foram os gânglios linfáticos maxilofaciais (gânglios submandibulares), uma vez que o alegado antigénio (baseado nos resultados de estudos anteriores) neste caso são as proteínas do esmalte.

Estes gânglios linfáticos foram removidos dos 5 cachorros de 4-4,5 meses de idade. Os gânglios linfáticos foram fixados em formalina neutra e, em seguida, foram preparados cortes em série, que foram corados com hematoxilina-eosina e examinados por microscopia ligeira.

Os estudos morfológicos comparativos revelaram o seguinte quadro. Exame macrovisual dos gânglios linfáticos - os gânglios exteriores regionais montanhosos, por vezes com uma longa secção na área do seio portal, o seu diâmetro varia entre 4 e 8 mm. Os gânglios linfáticos mesentéricos eram geralmente esféricos e de dimensões mais pequenas.

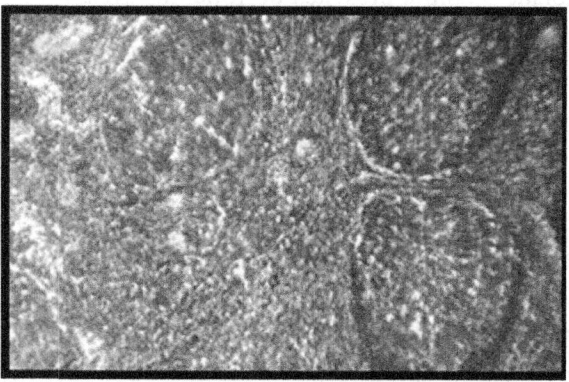

Fig. 28. Os aglomerados densos de pequenos linfócitos na zona paracórtica dos gânglios linfáticos regionais.

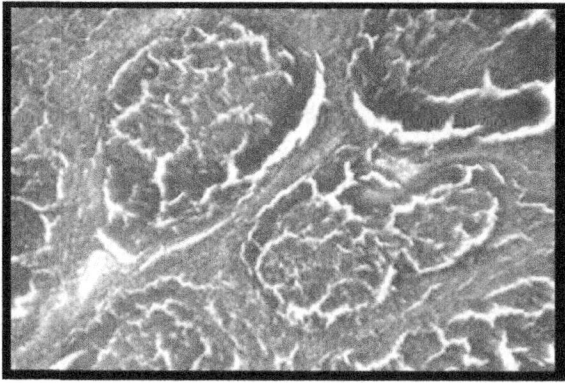

Fig.29. Folículos com centros activos na zona do timo dependente do timo do gânglio linfático.

Estudos histológicos mostraram a presença de gânglios linfáticos regionais na cápsula apertada, na sua maioria bem desenvolvida. Na sua maioria, é determinada como um fio descontínuo fino no bordo do fármaco. Os seios sinusais regionais e intermédios estão na sua maioria claramente delineados. Existem vasos sanguíneos, especialmente no departamento de montagem central. A área cortical e paracórtica é representada principalmente por pequenos linfócitos. Contudo, existe uma clara diferença na densidade de aglomerados destas células no córtex (em áreas interfoliculares) e na área dependente do timo, com uma clara predominância quantitativa de linfócitos na área paracórtica (Fig. 28). Esta condição caracteriza-se pela presença de um conflito imunológico na região, gânglios linfáticos específicos "servidos" (Koni A, Flavell R. 1999). Havia uma definição estrutural de folículos maduros (Fig. 29), muitos dos quais tinham um centro de jacto ligeiro. É dada especial atenção à presença dessa camada de medula folicular (Fig. 30), que também mostra claramente uma forte parcela de estudo de estimulação antigénica (Tanaka K., et al. 1998). Existe um pequeno número de células quase uniformemente distribuídas nas zonas, células reticulares, células secundárias e macrófagos.

Ao contrário dos gânglios linfáticos regionais nos gânglios de controlo (não regionais), a razão de distribuição da densidade entre as zonas cortical e paracórtica é geralmente igual ou ligeiramente superior à das células da última camada. Além disso, em nenhum dos casos foi observada a presença de gânglios linfáticos mesentéricos foliculares da medula óssea.

Assim, um estudo morfológico comparativo dos gânglios linfáticos revelou características estruturais características do gânglio linfático, topograficamente localizado na região de implantação do conflito auto-imune.

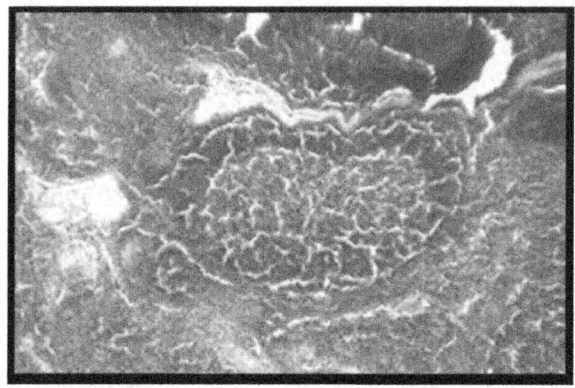

Fig. 30. A presença de folículos com o centro activo na medula dos gânglios linfáticos regionais.

3.3. Influência da depulpação de dentes permanentes incompletamente erupcionados sobre as características da sua promoção oclusal

Os nossos estudos experimentais anteriores revelaram sinais morfológicos de conflito imunológico local na zona dente-periodontal (estado de reactividade imunológica regional - gânglios linfáticos submandibulares), bem como propriedades antigénicas específicas (citotóxicas e mutagénicas) da proteína do esmalte dentário no processo de erupção activa. Por conseguinte, com alguma precaução, pode argumentar-se que a sensibilização das células imunocompetentes na região afectada é em resposta à recepção de proteínas de esmalte como autoantigénios primários. Além disso, é lógico assumir que estes antigénios penetram localmente na esfera de influência do sistema imunitário, ou seja, por centripetal desde a superfície do dente até à polpa. Assim, esta série de investigação experimental tem sido dedicada ao estudo do possível impacto da depulpação (recepção de proteínas antigénicas da via terminal) nos dentes permanentes totalmente irrompidos nas características oclusais da sua promoção e estrutura morfológica do tecido periodontal (Andriasyan L. 2001). Para o efeito, após 40-60 dias após a despulpação dos pré-molares em cães, foram realizados estudos radiológicos e métricos.

Métodos de depulpação dentária em cachorros: os animais foram injectados por via intravenosa com uma taxa de Kalipsol de 3-4 mg / kg. Em seguida, uma foto de origem e raios X dos dentes, depois uma escova esférica de diamante trepanou a câmara de polpa do dente 7 do lado inferior direito, formou a cavidade, removeu a polpa coronal e radicular com escavadoras e extractores de polpa, efectuámos uma hemostasia completa (solução a 3% de peróxido de hidrogénio ou amífero), canais de tratamento farmacológico de turundas de algodão secas e canais preenchidos por pasta de zinco-eugenole e formamos uma cavidade selada com cimento. Um dente semelhante do lado oposto serviu de controlo.

Os animais foram retirados da experiência 30-60 dias após a depulpação e implementaram um ritmo de aprendizagem métrica. A eutanásia dos animais foi realizada no contexto de anestesia com kalipsol, de acordo com o esquema, foi morta ou introdução de ar intracardíaco utilizando uma seringa (cachorros de 28-32 dias), ou administração intravenosa de cloreto de potássio (4-5 cachorros por mês). Os animais são então submetidos a uma série de fotomacrografias "B" e a um exame radiográfico de controlo das áreas estudadas. Estas radiografias e fotografias foram digitalizadas e realizadas por computador e o estudo métrico da taxa de erupção é realizado da seguinte forma: foi realizada uma linha vertical d) ligando a extremidade do pré-molar de tuberosidade distal com a ponta da raiz correspondente (Fig. 31) e, em seguida, na linha das áreas isoladas "a" (altura da parte oral da coroa), "b" (altura da parte extra-alveolar do dente) e "c" (altura intra-alveolar do dente). Depois disto foi comparado com um valor digital (em mm) e o comprimento das referidas porções julgadas promotoras da quantidade oclusal do dente. Para o cálculo matemático seleccionou-se a/b, b/c, b/d, porque acreditamos que reflectem totalmente as alterações que ocorrem durante a promoção do dente. A razão dos dois primeiros valores com áreas de '"d" e '"c" está correcta, de acordo com estudos de raios X em períodos seleccionados (antes e depois da depulsão durante a erupção) observou-se a formação do comprimento e configuração dos topos das raízes. Os dados para os dentes já com raiz e dentes intactos foram comparados entre si e calculou-se a diferença percentual na taxa de erupção entre eles.

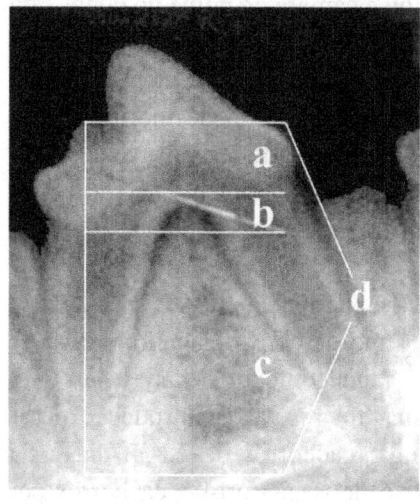

Fig. 31. Orientação de raios X para a definição métrica da dinâmica da erupção dentária.

Com o avanço gradual de um dente oclusal, os valores absolutos dos três rácios são aumentados. No entanto, como se pode observar no quadro, no grupo principal as alterações destes rácios em relação aos valores de base são estatisticamente insignificantes (t<2), enquanto os valores de referência em relação aos valores correspondentes do grupo principal no final do período de observação aumentaram significativamente com uma diferença estatística fiável (t = 2,5-12).

Os resultados dos estudos radiométricos são apresentados no quadro 3.

Quadro 3.
Indicadores de estudos radiométricos em experiência antes e depois da despulpação dos dentes.

Indicadores	Valores preliminares n=20	Grupos			
		Depulpação (n=10)	t	Dentes Intanc (n=10)	t
a/b	0,594 ± 0,04	0,61 ± 0,003	0,4	0,67 ± 0,04	12
b/c	0,78 ± 0,02	0,79 ± 0,02	0,36	0,86 ± 0,02	2,5
b/d	0,437 ± 0,005	0,447 ± 0,005	1,25	0,454 ± 0,005	2,65

A análise diferencial dos valores lineares individuais (a, b, c, d) e suas inter-relações mostrou o seguinte: no grupo principal - uma relativa estabilidade da parte extra-alveolar da coroa (b) a razão a/b provavelmente aumentou devido à redução das gengivas e ao aumento da altura das coroas clínicas (a). Assim, neste grupo o valor do índice "b" até ao fim da vida aumentou 2,5%, enquanto o valor do índice "a" - 5,6% (Fig. 32 e 33).

O controlo dos indicadores intra e intergrupos aponta para uma clara promoção dos dentes oclusais.

Assim, estes estudos radiométricos mostraram que a depulpação dos cães pré-molares permanentes em erupção total leva a uma taxa de redução significativa ou a uma paragem total do processo. Assim, estes estudos radiométricos mostraram que a depulpação dos cães pré-molares permanentes em erupção total leva a uma taxa de redução significativa ou a uma paragem completa do processo.

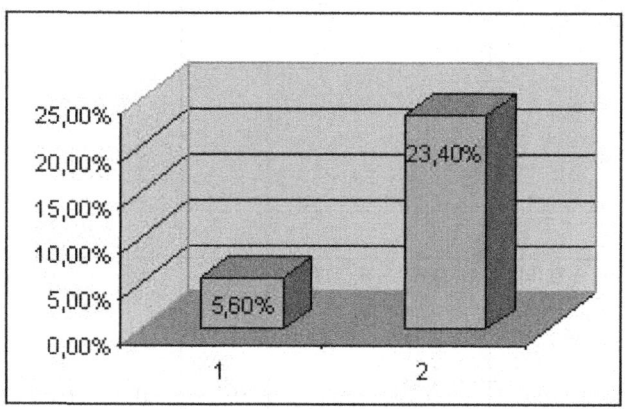

Fig. 32. Variação percentual da altura da linha da coroa clínica nos grupos principais (1) e de controlo (2)

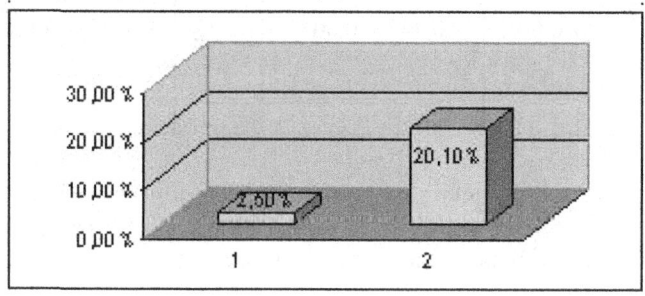

Fig. 33. A variação percentual da altura linear da porção extra-alveolar do dente nos grupos principais (1) e de controlo (2).

3.4. Dinâmica das alterações das estruturas das membranas durante a erupção dentária, de acordo com a microscopia electrónica de varrimento

Durante a formação, diferenciação e histogénese, o órgão do esmalte dentário é privado do seu próprio sistema microvascular e isolado das membranas biológicas que envolvem o tecido - o apical e basal (Josephsen K., Fejerskov O. 1977, Kallenbach E. 1980 Gorokhov A., Ivanyushko T. 1983). Do ponto de vista de considerar apenas a componente epitelial do germe dentário (o órgão do esmalte) como por detrás de um tecido de barreira (no sentido imunológico), é muito interessante estudar a dinâmica das alterações estruturais e funcionais destas estruturas membranares à erupção do dente no processo de movimento em direcção à boca, e um período de relativa calma após a erupção (ou no período de órgão funcionalizado activo).

Para o efeito, o pessoal do Departamento de Odontologia Terapêutica da YSMU e do laboratório de microscopia electrónica do Instituto de Biologia Molecular NAS RA, realizou um estudo conjunto sobre as características estruturais da dentição da dinâmica da membrana dentária em animais de laboratório, de acordo com a microscopia electrónica de varrimento (Andriasyan L., Hovnanian K. 2002). Foram realizados estudos em 5 cães de 4-4,5 meses de idade que estavam activos durante a erupção da dentição permanente. Os blocos de mandíbula preparados foram fixados em solução de formalina neutra, passaram através de álcool aumentando a bateria e depois conduziram amostras de revestimento de ouro com posterior estudo em SEM. Utilizámos microscopia de varrimento BS-301 (fabricada pela Tesla, CSSR) dados técnicos: resolução - 6 nm (60 Ao) a 30 kV, ampliação - 5-200 000, tensão de aceleração - 1-49 kV, velocidade de varrimento - 1 ms - 500 ms linha.

Os nossos estudos SEM revelaram diferenças significativas na densidade de electrões das membranas apicais e basais, em função da fase do estado funcional do dente. Em particular, ao formar o germe dentário notou-se o estado suficientemente denso das referidas membranas com um balanço contínuo em torno do órgão epitelial (Fig. 34, 35, 36, 37, 38, 39).

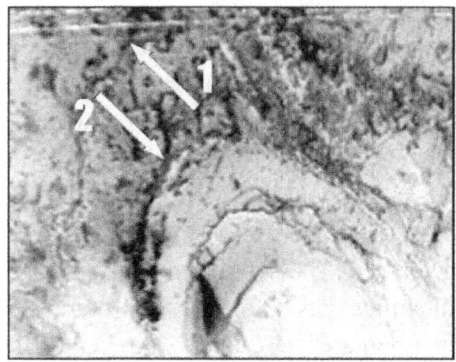

Fig. 34. O SAM das membranas apicais e basais do germe dentário.

Fig. 35. O SEM da superfície do esmalte (1) e a membrana do porão (2) do dente em erupção.

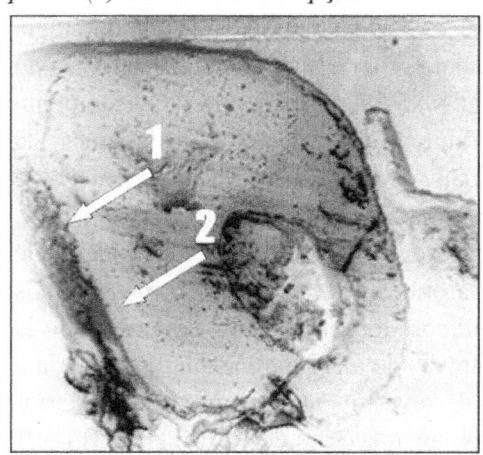

Antes de ocorrer a erupção dentária, camada suficientemente espessa da célula do órgão do esmalte sobre o fundo da histogénese incompleta do tecido da papila dentária (a dentina e a polpa).

Durante a erupção do dente (o momento da penetração da mucosa oral pelo dente) alterou drasticamente a relação volume do esmalte / dentina em favor deste último. No contexto da redução da superfície da membrana apical do esmalte em alguns locais, este parece poroso, sem os limites expressos como a referida superfície e a membrana basal, o que indica uma elevada permeabilidade das estruturas dentárias no referido período de observação.

Após a erupção do dente (a margem gengival adere à superfície do dente), de acordo com a sua realização de um estado de actividade funcional, a superfície do esmalte e a membrana do porão tornam-se densidades de electrões pronunciadas.

Esta dinâmica das alterações estruturais das membranas biológicas das provas indirectas dentárias a favor do nosso conceito proposto de dentição precoce, que tomam parte activa nas proteínas do esmalte. Em particular, acreditamos que a obtenção de proteínas de esmalte no licor dentário actual e através dos túbulos dentinários da polpa se torna possível como resultado da histogénese (aumento de volume) do órgão do esmalte, que por sua vez dita o reforço da troca entre este e os tecidos circundantes, o que deverá levar a um aumento da produção (permeabilidade) das membranas apicais e basais que produzem proteínas de esmalte (ou seus componentes). Outro E. Gavrilov (1969) observou que o aumento da formação de tecido duro e a erupção da função trófica da polpa dentária são reforçados. Parece também que este processo não é aleatório e cronológico, precedendo e provocando o processo de erupção.

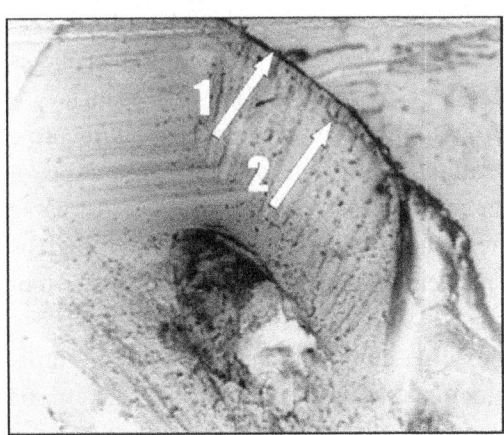

Fig. 36. O SEM da superfície do esmalte (1) e a membrana do porão (2) do dente irrompido.

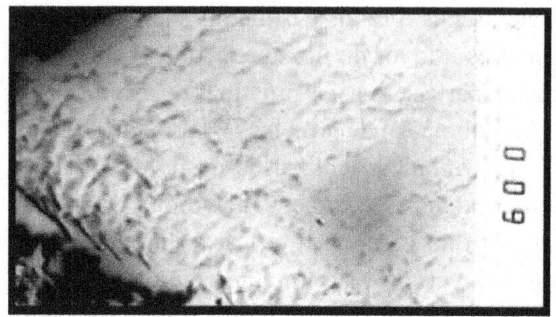

Fig. 37. A SEM da parede da câmara da polpa do dente irrompeu. A membrana basal (membrana Kelliker-Fleischmann) com os túbulos dentinários de entrada.

Após a penetração do dente na boca, o processo de erupção entra numa fase de relativo equilíbrio, o que se deve em grande parte ao facto de imediatamente após a erupção do esmalte dentário os nutrientes começarem a sair da saliva (líquido bucal), como o principal meio de lavagem do esmalte durante todo o período de vida. Além disso, não só o esmalte é permeável a muitos iões, mas também a substâncias orgânicas (Borovsky E., Leontiev V. 1991). Antes da erupção do dente, o papel principal para assegurar o seu pleno desenvolvimento e mineralização pertence ao sangue e ao líquido dos tecidos. Após a erupção do dente, após o seu contacto com o fluido oral, este torna-se gradualmente num meio que fornece todos os processos fisiológicos essenciais do esmalte na superfície do dente. A pasta ao esmalte tem cada vez menos valor (Leus P. 1977, Borovsky E., Leus P. 1979). Neste caso, como estrutura externa da membrana, sobressaem outras membranas orgânicas - cutícula, película, placa, que regulam os processos de troca entre o esmalte e o líquido bucal.

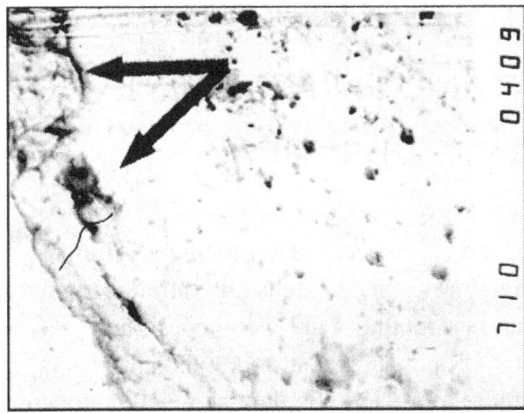

Fig. 38. O SEM da superfície do esmalte durante a erupção dentária. Existe uma substancial porosidade da superfície do esmalte.

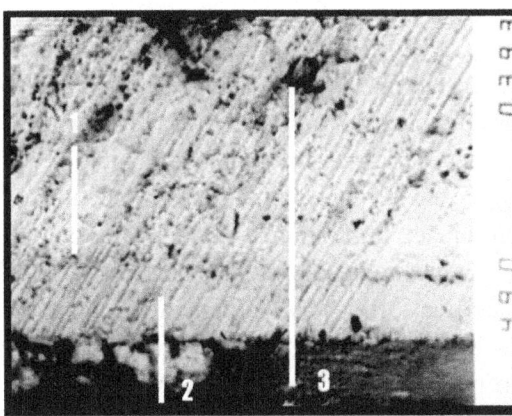

Fig. 39. O SAM do composto esmalte-dentina após a erupção do pré-molar do cão. 1 - composto de esmalte-dentina, 2 - esmalte 3 - dentina (interglobular).

4. O CONCEITO IMUNOLÓGICO DAS RELAÇÕES DENTÁRIO-PERÍODO DENTÁRIO DURANTE A DENTIÇÃO

Os resultados dos próprios estudos experimentais, clínicos e epidemiológicos, bem como a revisão da extensa literatura disponível sobre as relações dente-periodontal em condições normais e patológicas, permitem-nos propor um ponto de vista especial: o conceito imunológico durante o processo de dentição e etiopatogenia das lesões inflamatórias generalizadas dos tecidos do complexo periodontal.

No processo de formação, maior diferenciação e histogénese, o único componente epitelial do germe dentário - órgão do esmalte - torna-se isolado dos tecidos circundantes por membranas biológicas, o que leva a uma falta de tolerância imunológica natural aos componentes bioquímicos do esmalte, especialmente aos consituentes de tipo macromolecular (proteínas). Portanto, o esmalte dentário pode ser categorizado em tecido "sequestrado" e proteínas de esmalte - aos auto-antigénios organo-específicos primários. Há uma indicação deste último em algumas fontes literárias (NikiforukG., Gruca M. 1969; Schonfeld S. 1975), bem como na descoberta da nossa própria investigação sobre a resposta citotóxica às células linfóides do timo e dos gânglios linfáticos (Andriasyan L., Gevorgyan A. 1998; Andriasyan L., Zilfyan A. 2004). Em particular, os nossos resultados e dados permitem-nos assumir a presença de propriedades antigénicas nas próprias proteínas do esmalte do dente do cachorro e a presença da intensidade do sistema imunitário, em particular, a sensibilização celular específica dos linfócitos linfonodais regionais durante a tetina activa. Identificámos também a potência antigénica de concentrações específicas da proteína complexa do esmalte dentário selectivamente orientada para os processos de estimulação e degradação das populações de linfócitos T (Andriasyan L. 2000 a).

Além disso, verificou-se que as proteínas do esmalte têm uma identidade bioquímica e imunológica em mamíferos, répteis, peixes, etc. (Herold R. et al. 1989; Sasaki S., Shimokawa H. 1995), ou seja, existe uma especificidade funcional explícita destas proteínas. Na nossa opinião, as proteínas do esmalte são responsáveis não só como factores desencadeadores da formação e regulação da forma e taxa de originação dos cristais de hidroxiapatite. Estas proteínas são também os iniciadores da erupção dentária como resultado da sua penetração no tecido pulpar, ou seja, no âmbito da competência imunitária e subsequente ocorrência de conflito auto-imune, cujo resultado final é o facto da erupção dentária. A possibilidade de penetração das proteínas do esmalte nos túbulos dentinários e no tecido pulpar foi estabelecida na experiência (Inae T. et al. 1991; Nakamura M. et al. 1994), embora se reconheça que o significado biológico de tal movimento é desconhecido. Parece que a obtenção de proteínas de esmalte no fluxo de licor dentário e através dos túbulos dentinários para a polpa se torna possível como resultado da histogénese (aumento de volume) do órgão do esmalte, que por sua vez dita a troca reforçada entre este e os tecidos circundantes que deve levar a um aumento da capacidade (permeabilidade) das membranas apicais e basais com a retirada das proteínas do esmalte (ou dos seus componentes). Já em 1969, E. Gavrilov observou que com o aumento da camada de tecidos duros e com a erupção dentária a função trófica da polpa aumenta. Parece também que este processo não é aleatório; precede e provoca cronicamente o processo de erupção. Neste caso, o próprio processo de erupção deve ser morfológica e imunologicamente conforme, em certa medida, à reacção de rejeição do transplante (pelo tipo de "hospedeiro versus transplante") com características específicas para condições específicas de realização. O mecanismo dos danos dos tecidos na auto-imunidade é semelhante ao mecanismo dos seus danos durante a imunidade de transplante (Chernushenko E., et al. 1985). Este pressuposto é confirmado por numerosos dados clínicos e experimentais. Em particular, existem descobertas sobre a estrutura celular típica dos infiltrados circundantes, cujo número aumenta directamente antes ou durante a teeting (Marks S., et al. 1983; Wise G., et al. 1985; Kawahara I., Takano Y. 1995), reacção de tipo hiperérgica (Pierce A., et al. 1986), regulação de citocinas dos mecanismos que acompanham a dentição - reabsorção tecidual e fornecimento de vias para a erupção dentária (Thesleff I. 1987; Smart J., et al. 1989; Iizuka T., et al. 1992; Shroff B., et al. 1996), expressão da inflamação do tecido gengival na área da dentição (Hayrye S., et al. 1987; Schneider H., Rother R 1989). Além disso, segundo os dados, o esmalte de alguns peixes cai imediatamente após a dentição, como se já tivesse desempenhado a sua função específica (Keil A. 1956).

No estudo das características estruturais comparativas dos linfonodos regionais e não regionais durante a erupção dos dentes permanentes na experiência, constatou-se que os linfonodos regionais apresentavam características estruturais características dos linfonodos topograficamente localizados na região de implantação do conflito auto-imune: aglomerados de pequenos linfócitos na zona paracórtica (zona dependente do timo), presença de folículos com centros reactivos na camada medular, etc. (Andriasyan L. 2001). O quadro citomorfológico dos tecidos que envolvem um dente caracterizou-se pela presença de uma grande quantidade de infiltrações mononucleares, especialmente as de localização perivascular e ao longo do perímetro do dente (Andriasyan L. 2000 b). Consequentemente, numa determinada fase do desenvolvimento do germe dentário, ocorre uma perturbação isolada do tecido "sequestrado" (no caso de uma perturbação ter o significado fisiológico), desenvolvimento do conflito imunitário que resulta na ejecção do dente, o qual adquirira estrangeirismos na boca com a ajuda de um complexo marcado de alterações morfológicas regionais e tendo em conta uma variedade de mecanismos imunitários e neuro-humorais.

Após a penetração da coroa dentária na boca e paralelamente ao seu movimento para o plano de união dos dentes, este processo desvanece-se gradualmente sendo controlado pelos mesmos mecanismos. Ou seja, o processo de erupção passa para uma fase de relativo equilíbrio, que ocorre em grande parte devido ao facto de imediatamente após a erupção de um dente o esmalte começar a retirar alguns dos nutrientes da saliva (fluido oral) como principal meio de lavagem do tecido do esmalte durante todo o período de vida. Além disso, o esmalte é permeável não só a muitos iões, mas também a substâncias orgânicas (Borovsky E., Leontiev V. 1991). Antes da erupção dentária, o papel principal em assegurar o seu pleno desenvolvimento e mineralização pertence ao sangue e ao líquido dos tecidos. Após a erupção dentária e desde o seu contacto com o fluido oral, este último torna-se gradualmente num ambiente que proporciona todos os processos fisiológicos necessários no esmalte e na superfície do dente. A polpa tem cada vez menos valor para o esmalte (Leus P. 1977; Borovsky E., Leus P. 1979). Neste caso, outras camadas orgânicas - cutícula, película, uma placa que regula os processos de troca entre o esmalte e o fluido oral - actuam como as estruturas da membrana exterior. Portanto, falando da permeabilidade do esmalte, a seguir referimo-nos à permeabilidade total destas estruturas orgânicas e à camada superficial do esmalte. No entanto, a probabilidade potencial de perturbações repetidas do referido equilíbrio mantém-se, devido a algumas razões baseadas nas alterações do equilíbrio alcançado entre a permeabilidade interna e a permeabilidade superficial do esmalte. Na nossa opinião, o desenvolvimento desse desequilíbrio ocorre repetidamente ao longo de todo o período de actividade vital do órgão (dente), mas é curto e compensatório. O carácter compensatório deste fenómeno está subjacente a muitos fenómenos biomecânicos de oclusão dentária. Em particular, nos processos de promoção dos dentes mesiais, no fenómeno de Popov-Godon, no processo de assegurar a altura constante da porção inferior da face como resultado do desgaste fisiológico das superfícies dentárias, etc. Os autores da teoria da "erupção contínua dos dentes" (Gottlieb B., Orban B. 1938) notaram o carácter compensatório deste fenómeno, embora sem tentativas de revelar esse facto. Numerosos apoiantes posteriores desta teoria definiram a promoção extra-alveolar dos dentes como "erupção passiva".

Uma vez mais, constatando o papel compensatório do desequilíbrio a curto prazo entre a permeabilidade interna e superficial do esmalte, podemos perguntar-nos - que processos se desenvolverão na zona dente-periodontal com perturbação relativamente persistente do referido equilíbrio? Pode-se assumir que o desenvolvimento do processo no caso, de facto, corresponderá ao processo de dentição activa (com um conjunto de mecanismos locais e sistémicos) realizado, no entanto, em condições completamente diferentes (presença e efeito da saliva, microflora oral, pressão de oclusão, etc.) e, portanto, com características qualitativamente diferentes. Isto significa que a redução persistente da permeabilidade superficial do esmalte (à saliva) e o subsequente aumento da permeabilidade interna (à polpa) conduzirá a uma doença periodontal inflamatória generalizada (Andriasyan L., Daduryan P. 2005). Alguns dados clínicos e da literatura apresentam evidência indirecta do envolvimento do grau de mineralização e permeabilidade da superfície do esmalte à etiopatogenia da doença periodontal. Em particular, verificou-se que as lesões periodontais generalizadas começam geralmente e que se desenvolvem mais dificuldades nos locais dos dentes anteriores inferiores (Migunov B. 1963). Por outro lado, foi demonstrado que o esmalte destes dentes tinha a menor permeabilidade à saliva (Pischasova G. 1980). Também se verificou o seguinte: a probabilidade de cárie aumenta na direcção dos incisivos para os molares. A permeabilidade do esmalte aumenta no mesmo sentido. Foi também demonstrado pela investigação dos potenciais bioeléctricos da superfície do esmalte que reflectiam indirectamente o grau de mineralização. Verificou-se que quanto mais mineralizado era o esmalte, mais positivo era o valor do potencial bioeléctrico e vice-versa (Kharchenko V. 1984). O aumento do grau de mineralização dos tecidos duros dos dentes e a redução da permeabilidade do esmalte foram observados juntamente com a idade; o aumento da probabilidade de patologia periodontal da doença foi também relacionado com a idade (Zahradnik R., Moreno E. 1975; Donsky G., et al. 1989).

Como já foi referido, a presença de condições peculiares causa um curso quantitativamente diferente do processo de erupção. Neste aspecto, a participação activa da microflora oral tem um grande valor, pode adquirir propriedades patogénicas devido ao desequilíbrio entre os macro e microorganismos e, de facto, pode complicar o processo de erupção, que tem uma entidade fisiológica por natureza. Tal estado qualitativamente novo é caracterizado como uma "patologia" - doença periodontal generalizada (gengivite, periodontite). Além disso, para além da acção directa do sistema "toxina-enzima", focos ocultos de microrganismos podem activar imunócitos de infiltração mononuclear preservada que, por sua vez, com a influência das citotoxinas e outros factores de danificação dos tecidos, levam à reimunopatologia (Andriasyan L., et al. 2002). Além disso, não se deve subestimar o papel provável do fenómeno da mímica antigénica, ou seja, a semelhança antigénica dos microrganismos com antigénios específicos dos órgãos e tecidos do organismo. A hipótese proposta atribui um papel peculiar à composição microbiana da cavidade oral na génese das lesões periodontais: o papel dos participantes directos na transição qualitativa do curso normal para o curso anormal do processo. O conceito liberta os microrganismos da carga etiológica da doença e caracteriza-os como factores responsáveis pelo quadro clínico da doença (inflamação) e complicando o seu curso. Isto é evidenciado por numerosos estudos epidemiológicos sobre a prevalência de doenças periodontais inflamatórias. Em particular, nos países onde a profilaxia antimicrobiana da doença periodontal foi estabelecida, a prevalência desta última não pode, em caso algum, ser inferior à das regiões do mundo com menos sucesso em termos de profilaxia.

Os nossos próprios estudos sobre a dependência da prevalência e gravidade das doenças periodontais inflamatórias generalizadas e a intensidade das medidas de higiene mostraram que a prevalência das doenças periodontais inflamatórias era quase independente do facto e frequência da higiene oral, embora a sua importância fosse indiscutível no grau (gravidade) das lesões inflamatórias e na progressão do processo patológico (Andriasyan 1999 b). Por outras palavras, a frequência da higiene oral correlacionou-se directamente apenas com a moderação da inflamação, como evidenciado pelos dados diferenciais sobre a prevalência de formas nosológicas específicas da inflamação dos tecidos periodontais. Com base em resultados de investigação, alguns outros autores também partilharam uma opinião semelhante (Bimstein E., et al. 1985; Mandel I., Gafar A. 1986; Reddy J., et al. 1986). Talvez por este facto, a fragilidade e eficácia moderada dos agentes antimicrobianos e anti-inflamatórios e métodos de prevenção e tratamento de lesões periodontais inflamatórias generalizadas possa ser explicada.

Quanto à influência dos factores do sistema no desenvolvimento de lesões periodontais generalizadas, consideramos que o seu envolvimento neste processo deve ser considerado em dois contextos; a maior parte da questão é sobre a exposição nervosa, vascular e endócrina.

Em primeiro lugar, dados os factores do sistema podem desempenhar um papel de desequilíbrio no que respeita ao equilíbrio existente entre a superfície e a permeabilidade interna do esmalte dentário, com o reforço desta última. Em particular, a disfunção dos sistemas nervoso, endócrino e imunitário leva a alterações quantitativas e qualitativas significativas na salivação (taxa de fluxo, viscosidade, composição salina, propriedades tampão, concentração de iões de hidrogénio, reacções enzimáticas, etc.) e, por conseguinte, a perturbações dos processos de salivação de desmineralização e remineralização da superfície do esmalte. Como resultado de tais perturbações ocorre uma diminuição persistente da permeabilidade do esmalte superficial e um aumento compensatório da permeabilidade dos tecidos duros dos dentes à polpa (líquido tecidular). Este último fenómeno também pode ocorrer sem qualquer alteração prévia da permeabilidade da superfície do esmalte, incluindo a regulação do sistema de troca interna de tecidos (nomeadamente a permeabilidade das membranas biológicas, dos tecidos e da pressão sanguínea, etc.) a partir do sistema neuroendócrino. Assim, foi estabelecido que, após a injecção de adrenalina, o fluxo de licor dentário abrandou e a sua transecção ou bloqueio do nervo alvéolo baixo levou à aceleração do movimento do licor dentário. Nesta base, assumiu-se que a gestão dos processos biológicos na polpa pelo organismo poderia depender da inibição da actividade excessiva deste órgão (Okushko V. 1984). A nosso ver, estes processos constituem a essência etiológica dos factores do sistema em relação às lesões periodontais generalizadas.

Por outro lado, a influência dos factores sistémicos deve ser mencionada como essencial para garantir o desenvolvimento de mecanismos patogénicos no contexto da doença periodontal existente de diferente génese. Assim, no caso de uma redução constante da superfície do esmalte condicionada regionalmente, a permeabilidade ao fluido oral (vamos dar um exemplo semelhante de prevenção da cárie dentária à base de flúor) e a subsequente libertação do antigénio do esmalte no fluido dos tecidos da polpa, juntamente com os mecanismos imunitários e, juntamente com estes, os mecanismos neuro-humorais estão também directamente envolvidos no processo de regulação das relações dente-periodontais.

Apesar da natureza do agente etiológico mais considerado actualmente (local - microbiano, disfuncional; comum - perturbações e doenças do sistema), as doenças periodontais inflamatórias generalizadas, de facto, desenvolvem uma única cadeia de mecanismos patogénicos. Na nossa opinião, isto indica claramente a presença de um elo até agora desconhecido que liga o impacto de factores que fazem a polietiologia da patologia periodontal com um subsequente complexo de mecanismos patogénicos. Essencialmente, a referida ligação é de facto um factor directo no desenvolvimento da doença periodontal do tecido como um todo - o único factor etiológico. Assim, qualquer efeito de carácter local ou geral que se desenvolva como resultado de uma patologia periodontal generalizada, por todos os meios, deverá conduzir a uma incapacidade permanente das biomembranas que controlam os processos metabólicos na região do dente: o tecido periodontal. Isto, por sua vez, cria condições para a penetração do antigénio do esmalte na polpa dentária, bem como para a percepção do dente no seu todo pelo organismo como um objecto estranho e a implantação de um complexo de processos efetores funcionais e morfológicos, cujo objetivo é a expulsão do organismo e - após a sua realização - a realização da condição, quando os processos regridem e o estado dos tecidos periodontais volta à norma (embora uma porção dos tecidos mencionados elimine juntamente com o dente).

A complexidade do problema para estudar a etiopatogenia das doenças periodontais é que estas doenças só se tornam clinicamente visíveis quando factores locais (especialmente a microflora) estão envolvidos no processo global, fornecendo principalmente clínicas; imagem (subjectiva e objectiva) da doença: inflamação. Para ser preciso, entre o factor etiológico e a demonstração clínica da doença existe um certo período de tempo, dentro do qual, sob a influência dos mecanismos imunitários e neuro-humorais, ocorrem alterações estruturais e funcionais na zona de conflito imunitário que, por sua vez, proporcionam condições para a quebra do equilíbrio biológico numa determinada região do macroorganismo e do ambiente multifactorial (microflora, etc.) no sentido da prevalência deste último. As alterações pré-clínicas dos tecidos do complexo dente-periodontal surgem geralmente através de alterações e degenerativas tanto do tecido pulpar (o único tecido dentário reactivo, que primeiro encontra o antigénio do esmalte) como dos tecidos que envolvem o dente (gengiva, osso alveolar e periodonto), como evidenciado pelo grande número de dados histológicos, citológicos, clínicos e outros de numerosos estudos clínicos e experimentais. Estas alterações devem-se principalmente à exposição directa e indirecta dos imunócitos activados e às perturbações tróficas neurovasculares do sistema dos tecidos regionais. A interacção destes sistemas no fornecimento de um fundo estrutural e funcional para empurrar o órgão estranho é tão versátil e multicomponente que não é adequado para consideração neste livro. Propomo-nos discutir os princípios conceptuais das relações dente-periodontal na saúde e na doença e o provável envolvimento dos antigénios do esmalte em ambos os estados.

Assim, como o elo que falta na complexa cadeia etiopatogenética das lesões periodontais generalizadas, consideramos uma perturbação da permeabilidade da membrana dentária; portanto, uma violação do isolamento fisiológico do tecido "sequestrado" e a "libertação" dos auto-antigénios primários do esmalte, o que acaba por levar à rejeição do órgão portador do antigénio: um dente.

A única via para os antigénios do esmalte penetrarem na esfera de influência da competência imunitária é a polpa dentária. Nesta perspectiva, seria interessante estudar as características do comportamento estrutural e funcional do complexo dente-periodontal durante a dentição e também na patologia periodontal desde que se interrompesse um determinado percurso, para o qual se utilizou a remoção da polpa dentária. Ao mesmo tempo, através de um estudo radiométrico, verificou-se que em condições experimentais a remoção da polpa dentária não totalmente irrompida leva a uma redução significativa do ritmo de erupção ou a uma completa paragem deste processo. Além disso, foram encontradas diferenças significativas nas características morfológicas do ambiente do tecido dentário entre dentes intactos e sem pulpar em erupção, as quais se relacionaram principalmente com a reabsorção significativa das infiltrações mononucleares na região dos dentes derivados da polpa.

Note-se que, uma vez que a hipótese proposta sugere um mecanismo único, no qual se baseiam a dentição e a patologia periodontal, foi metodologicamente mais justificado realizar muitos estudos sobre o padrão natural de erupção, pois neste caso o mecanismo é implementado de forma "pura", sem distorcer e confundir "impurezas" causadas pelo impacto de vários factores patogénicos da cavidade oral. Este facto conduziu a um efeito clínico e morfológico mais significativo (suspensão efectiva da erupção dentária) em termos da exclusão da ligação entre o tecido portador de antigénios e a polpa dentária, mais sob a condição de fenómeno fisiológico do que na patologia desenvolvida (formas graves de periodontite), embora neste último caso também se tenham obtido resultados clínicos inegáveis. Em particular, a inclusão da remoção da polpa dentária no complexo de efeitos terapêuticos em comparação com o tratamento anti-inflamatório convencional, tal como indicado pelos resultados das alterações dinâmicas dos parâmetros clínicos, radiológicos, radiométricos e funcionais (Andriasyan L. 1999 a). Além disso, estudos sobre o efeito da aplicação isolada da remoção da polpa dentária na dinâmica do quadro citológico, a actividade fagocitária das células das bolsas patológicas mostraram que os resultados de tal intervenção à primeira vista não eram comparáveis com a gama de alterações positivas nas características declaradas da bolsa periodontal patológica. Contudo, é necessário ter em conta a realidade de que, especialmente no caso de formas evoluídas de periodontite - a partir de uma determinada fase do desenvolvimento da doença - o valor etiológico do factor primário diminui gradualmente com o aumento paralelo da importância dos mecanismos patogénicos intermédios, ou seja, a relação causal inicial transforma-se dinamicamente numa relação causal qualitativamente nova. Existe um intercâmbio de causa e efeito, que conduz a um círculo vicioso (circulus vitiosus) e, nestas condições, a eficácia da intervenção diminui em conformidade, embora visando a interrupção da fase inicial da doença, ou seja, a remoção da polpa dentária.

Os dados apresentados para confirmar a hipótese foram também obtidos num estudo comparativo sobre o estado clínico e radiológico dos tecidos entre pacientes com periodontite na área da remoção prévia da polpa dentária e dentes intactos semelhantes (Andriasyan L., Tatintsyan V. 1997). Os resultados dos estudos mostraram moderação e uma intensidade muito menor do processo inflamatório em áreas com remoção prévia da polpa dentária entre pacientes que sofrem de várias formas de periodontite/ com base na nossa própria investigação podemos concluir sobre o interesse selectivo dos factores patológicos "Engajamento" e mecanismos de desenvolvimento da inflamação periodontal, bem como a sua evolução clínica posterior em relação ao estado anatómico e funcional dos dentes (dentes intactos e sem polpa).

Assim, a hipótese imunológica universal das relações dente-periodontais em norma e em doença pode ser esquematicamente representada da seguinte forma (Fig. 40):

Numa primeira fase: o crescimento das necessidades metabólicas do órgão do esmalte do germe dentário; como resultado, aumenta a permeabilidade das membranas biológicas que isolam esta parte epitelial dos tecidos circundantes (membranas apicais e basais); são criadas as condições para a penetração dos antigénios do esmalte no tecido da polpa. Deve notar-se que o aumento da permeabilidade das membranas tem um carácter relativamente estável e dura enquanto o fornecimento de substâncias ao esmalte for compensado devido a outras fontes.

A segunda fase é caracterizada pela formação da resposta do organismo ao fornecimento de antigénios do esmalte, ou seja à perturbação do isolamento fisiológico do tecido "seqüestrado": em primeiro lugar, o sistema imunitário está a ser activado com o desenvolvimento do complexo de alterações imunológicas típicas da resposta auto-imune específica do órgão com elementos de reacção de rejeição do transplante; a formação de anticorpos e linfócitos sensibilizados tem lugar; a acumulação de linfócitos (linfócitos, monócitos e macrófagos) na área de lesão, principalmente em torno do órgão portador de antigénio - o dente; a síntese de citocinas da interacção intercelular, que leva à redistribuição espacial, proliferação e activação de células, que estão directamente envolvidas na resposta regional do organismo: a proliferação dos imunócitos efetores nos linfonodos regionais, a sua "chegada" e acumulação na área da lesão (formação de infiltrados), a ativação dos osteoclastos e o seu foco na área adjacente à área do esmalte do tecido ósseo do entorno do dente e, pelo contrário, o movimento das células formadoras de tecidos (fibroblastos, osteoblastos) para a área adjacente à raiz do dente, etc.

A terceira fase envolve o período de formação da via para a erupção e avanço para o lado do esmalte (empurrando o dente). A peculiaridade deste processo é a seguinte: o tecido portador do antigénio não tem estrutura celular-vascular; assim, supõe-se que os antigénios recebidos do mesmo se depositam nos componentes dos tecidos do meio dentário e a actividade do organismo é dirigida contra eles (lise dos tecidos), o que, por sua vez, provoca a reabsorção dos tecidos na zona adjacente ao esmalte com formação de um canal para a erupção dentária. As alterações morfológicas e funcionais na zona radicular (formação de tecidos, aumento da pressão intersticial, etc.), por sua vez, proporcionam uma força de ejeção de um órgão estranho: o dente.

A quarta fase engloba a perfuração da mucosa oral e o movimento posterior do dente para o plano oclusal (a linha de fechamento dos dentes). A perfuração da mucosa oral por um dente é o pico de resposta corporal, durante o qual todos os mecanismos envolvidos atingem a maior actividade, o que permitiu a alguns autores caracterizá-la como reacção hiper-érgica com as correspondentes manifestações clínicas (febre, inflamação da gengiva, etc.). No que se segue, à medida que o dente avança para o plano oclusal, a actividade dos mecanismos morfofuncionais da erupção (rejeição) de um dente diminui gradualmente e pára ao atingir a sua posição relativamente estável na dentição. Isto ocorre em grande parte devido ao facto de, após a penetração do dente na cavidade oral e lavagem por líquido oral, o esmalte começar a obter nutrientes deste meio (a membrana apical desaparece). Como resultado, a permeabilidade da membrana basal compensatória diminui, o influxo de antigénios do esmalte pára em conformidade.

Na quinta fase, o estado de equilíbrio biológico é estabelecido caracterizando-se por uma correlação normal entre a permeabilidade da membrana basal e a membrana total da superfície do esmalte. Sob a correlação normal de permeabilidade das estruturas de membrana indicadas, referimo-nos à condição de, por um lado, proporcionar a quantidade necessária de troca intersticial e troca entre tecidos e, por outro lado, excluir a reentrada de antigénios do esmalte para além do isolamento do tecido.

Uma vez mais, constatando a importância da regulação neuro-humoral de todo o complexo dos processos mencionados, devemos admitir que se trata apenas de uma questão de princípios conceptuais do problema. Uma revisão mais detalhada de toda a cascata de mecanismos neuro-humorais e outros mecanismos sistémicos na regulação das mudanças funcionais e das alterações morfológicas regionais durante a erupção dentária e as subsequentes relações dente-periodontais não é apropriada neste livro, e só é possível com base em estudos especiais.

Tanto a duração como a natureza da fase de equilíbrio biológico dependem de muitas condições funcionais específicas do aparelho dentário, durante as quais ocorrem múltiplas violações não persistentes e compensatórias do isolamento do tecido do esmalte. Ao mesmo tempo, essas alterações destinam-se novamente a restaurar o aparelho dentário (dentição), como um sistema funcionalmente integral. Em particular, a inclusão de todo o complexo dos mecanismos acima mencionados pode ocorrer para a manutenção de um contacto interdentário constante (tanto com os dentes adjacentes como com os antagonistas), após as suas perturbações resultantes do desgaste das superfícies dentárias (fisiológicas e patológicas), etc. Existem muitos exemplos semelhantes que acompanham todo o período das relações de um dente com o periodonto circundante, desde o momento da sua erupção até à sua queda.

Acreditamos que o mesmo mecanismo é realizado no envelhecimento do organismo e está subjacente à perda de dentes senis (Andriasyan L., Moklozyan L. 2005). Neste caso, devido a mudanças involutivas dos sistemas que regulam os processos fisiológicos do organismo, no crepúsculo da vida de um indivíduo, uma nova desordem relativamente persistente do equilíbrio biológico alcançado leva ao envolvimento de um complexo marcado de processos, que, no entanto, têm um fluxo mais lento e no qual predomina um componente degenerativo.

Esta é a essência do processo auto-imune fisiológico para os auto-antigénios específicos do esmalte dentário, no qual todos os componentes do sistema e componentes regionais do processo são estritamente equilibrados e dirigidos para um único objectivo: proporcionar mecanismos de dentição, regular as relações funcionais dente-periodontal durante a vida do organismo e a perda senil dos dentes.

A desordem permanente prematura (numa idade relativamente jovem) de correlação de permeabilidade entre biomembranas internas e externas que pode ser causada tanto por factores locais como sistémicos pode ser caracterizada de um modo qualitativamente diferente. Sem especificar os factores e mecanismos do impacto, gostaríamos de salientar mais uma vez que o resultado final da sua influência é um desequilíbrio estável entre a permeabilidade interna e externa do esmalte com predominância da primeira (a primeira fase), em termos de bem-estar periodontal a todos os níveis (tecido, celular, etc.). Neste caso, todo o complexo de mecanismos de erupção (local e sistémico) é reabilitado (a segunda fase), que é, no entanto, realizado num ambiente completamente novo (cavidade oral) e é "enriquecido" por uma influência significativa de factores deste ambiente. O papel significativo pertence aqui à pressão mastigatória como prevenção mecânica pelos antagonistas contra a promoção da erupção dentária, que, na nossa opinião, é um estimulante adicional de alterações patomorfológicas nos tecidos periodontais que são características do terceiro estágio de desenvolvimento da doença periodontal generalizada. Ao mesmo tempo, num quadro patogénico de um processo auto-imune, existem elementos tão importantes como as alterações funcionais do aparelho neurovascular do periodonto, outras alterações orgânicas vasculares: a lesão endotelial de pequenos vasos, a sua trombose e a esclerose. As perturbações regionais tróficas levam ao desenvolvimento de perturbações sucessivas dos tecidos fisiopatológicos: diminuição da intensidade dos processos de redução oxidativa, desorganização do complexo colagénio, perturbações da relação carboidratos-proteínas, etc. O período anterior de desenvolvimento da doença (fases primeira a terceira) é caracterizado pela ausência de um quadro clínico diagnóstico, enquanto o dado complexo de alterações provoca a condição de menor resistência dos tecidos periodontais aos efeitos patogénicos exógenos. Em primeiro lugar, a microflora oral actua como um desses factores. A partir do momento em que envolve o referido factor ameaçador na patogénese da patogénese periodontal (quarta fase), o quadro clínico da doença com a possibilidade de um diagnóstico objectivo torna-se evidente. Para além dos mecanismos patogénicos básicos do processo auto-imune, são permitidos mecanismos não específicos de inflamação em resposta à flora comum (banal) das áreas de retenção do periodonto, com os elementos subsequentes do processo imunopatológico também causados por eles. Ou seja, a dinâmica do desenvolvimento da doença caracteriza-se por uma progressiva implantação dos efeitos exercidos por novos factores patogénicos e pelo desenvolvimento de reacções patogénicas adequadas do organismo que criam um quadro bastante confuso na hierarquia causal da doença e tornam praticamente impossível destacar o factor etiológico e o principal mecanismo patogénico. Além disso, numa determinada fase do desenvolvimento da doença periodontal, os mecanismos concomitantes da progressão da patologia tornam-se cada vez mais importantes (a quinta fase). Embora a fronteira entre essas fases da doença seja clinica e morfologicamente indeterminada, parece-nos que esta transição provoca, no seu conjunto, a irreversibilidade dos processos patológicos durante as doenças periodontais inflamatórias generalizadas.

Em conclusão, devemos admitir que a permeabilidade dos tecidos dentários é um problema que tem não só uma importância teórica mas também uma importância prática. Aprender a controlar a permeabilidade significa não só desenvolver condições óptimas para a prevenção da cárie dentária, mas também ser capaz de gerir os processos das relações dentário-período em geral.

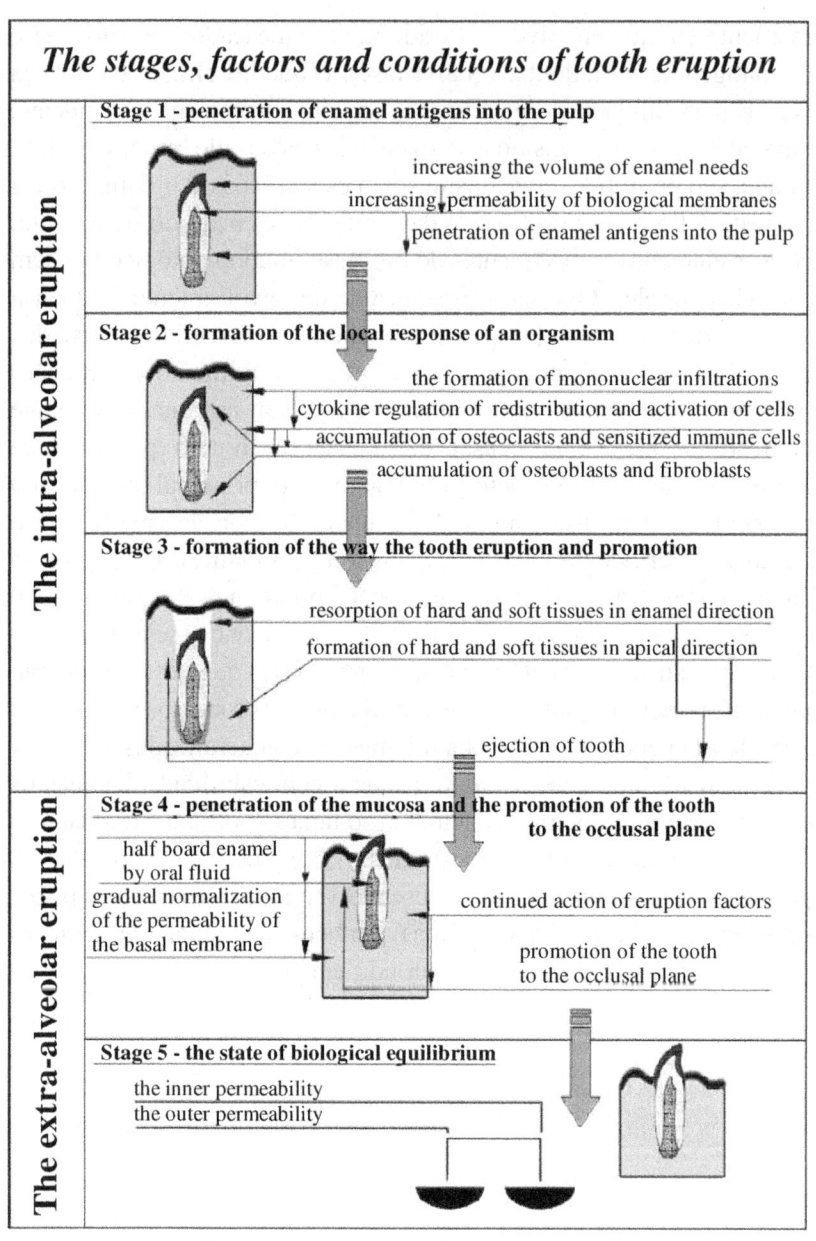

Fig. 40. O esquema da erupção dentária

Referências

1. Adamenko G., Novikov D. Antigen-specific lysis in vitro lymph node cells of naive mice after administration of cells of intact RNA lymph nodes of immunized animals [Publicado em russo]. // Byul.exp.biol., 1976, № 4, p. 459-462,
2. Alfaqeeh S., Gaete M., Tucker A. Interacções do dente e do osso durante o desenvolvimento. // J. Dent. Res., 2013, 92, (12), 1129-1135,
3. Al-Hashimi I., Levine M. Characterization of in vivo salivary-derived enamel pellicle. // Arquivo. Oral Biol., 1989, 34, 4, 289-295,
4. Alm J., Lakshmanan J., Hoath S., Fisher D. O hipertiroidismo neonatal altera a ontogenia do receptor do factor de crescimento epidérmico hepático em ratos. // Pediatra. Res., 1988, 23, 6, 557-560,
5. Almuddaris M., Dougherty W. A associação de depósitos minerais amorfos com a membrana plasmática de pré e jovens odontoblastos e vesículas matriciais em dentes incisivos de ratos. // Am. J. Anat., 1979, 155, 223-224,
6. Amizuka N., Uchida T., Fukae M., Yamada M., Ozawa H. Estudos ultra-estruturaisturais e imunocitoquímicos de tufos de esmalte em dentes permanentes humanos. // Arch. histol. cytol., 1992, 55, 2, 179-190,
7. Andreeva V., Cardarelli J., Yelick P. Rb1 mRNA expressão em developing dentes de rato. // Gene Expr. Patterns. , 2012, 25. [Epub ahead of print],
8. Andriasyan L., Tatintsyan V. Sobre o possível papel das proteínas do esmalte na erupção dentária. In: В кн: Questions of Experimental and Clinical Dentistry, Vol. 2, YerevanPublicado em russo, [Publicado em russo].1995, p. 125-130,
9. Andriasyan L., Gevorkyan A. Uma acção lítica antigénea específica da proteína do esmalte dentário em experiência. 7eme cong. Mondial Med. Lyon.1998, 33,
10. Andriasyan L. Antigen (mitogénico e citotóxico) acção da fracção proteica total do esmalte nas células linfóides do timo, In: Colecção de trabalhos científicos dedicados ao 70° aniversário da YSMU, Yerevan[Publicado em russo]. 2000, p. 246-249,
11. Andriasyan L. A morfologia dos órgãos do sistema imunitário durante a erupção da oclusão primária em cachorros. In: Actas do 2° Congresso Internacional de Dentistas, Tbilisi[Publicado em russo]. 2000, p. 20-22,
12. Andriasyan L. Influencia a depulpação por completo os dentes permanentes irrompidos nas características oclusais da sua promoção na

experiência. In: Primeira conferência de investigação e prática médica militar de todo o exército, v.1, Yerevan Publicado em russo]. 2001, p. 420-422,
13. Andriasyan L., Beyburtyan S., Gevorgyan M. Avaliação comparativa da reacção de transformação dos linfócitos em vários estimulantes em doentes com periodontite, // Vestnik chirurgii Armenii, [Publicado em russo]. 2001, № 1, p. 94-97,
14. Andriasyan L. Características estruturais comparativas dos gânglios linfáticos regionais e não regionais durante a erupção da dentição permanente em cachorros. Congresso Internacional de Odontologia, Yerevan[Publicado em russo]. 2001, p. 27-29,
15. Andriasyan L. Conceito imunológico da relação dente-periodontal durante a dentição. // Meditsinskaya Nauka Armenii, Yerevan[Publicado em russo]. 2001, №3, p. 107-114,
16. Andriasyan L., Hovnanyan K. Dinâmica das alterações nas estruturas das membranas durante a erupção dentária de acordo com a microscopia electrónica de varrimento. In: Questões reais de medicina teórica e clínica. v. 4, Yerevan[Publicado em russo]. 2002, p. 36-38,
17. Andriasyan L., Zilfyan A. Avagyan S. The role of produced in situ immunocytokines in the pathogenesis of periodontitis // Vestnik chirurgii Armenii, [Publicado em russo]. 2002, № 2, p. 89-95,
18. Andriasyan L., Tatintsyan V., Tsaturyan A. Teething - é o resultado de um conflito auto-imune. In: В кн: Materiais de 4 congressos internacionais de odontologia, Yerevan[Publicado em russo]. 2003, p. 8-10,
19. Andriasyan L., Zilfyan A. As propriedades antigénicas das proteínas do esmalte, // Vest. Estômago. Chel. Lits. Cir, Yerevan[Publicado em russo]. 2004, № 2, p. 12-23,
20. Andriasyan L. Daduryan P. The iImbalance enamel permeability - the basis of generalized periodontal disease. // Colete. Estômago. Chel. Lits. Chir, Yerevan[Publicado em russo]. 2005, № 1,p. 32-41,
21. Andriasyan L.H., Moklozyan L.A. Perda de dentes senil - o mecanismo auto-imune In: 3º congresso internacional para a terceira e quarta idade. Yerevan, 2005, 16-17,
22. Andriasyan L.H. Immunological Concept of Tooth-Periodontal Interrelations in Norm and Pathology. // New Armenian medical Journal, 2014, 8,3, 27-36,

23. Athanassiou-Papaefthymiou M., Kim D., Harbron L., Papagerakis S., Schnell S., Harada H., Papagerakis P. Controlos moleculares e circadianos dos ameloblastos. Eur J Oral Sci. 2011 Dez;119 Suppl 1:35-40.
24. Aoba T., Shimoda S., Akita H., Holmberg C., Taubman M. Anticorpos antipéptidos reactivos com domínios epitópicos de amelogeninas porcinas no términus C. // Arch. oral biol., 1992, 37, 4, 249-255,
25. Appleton J., Morris D. Uma investigação ultra-estrutural do papel do odontoblasto na calcificação da matriz utilizando o método do ósmio piroantimonato de potássio para a localização do cálcio. // Arco. Oral Biol., 1979, 24, 467-475,
26. Arany S., Koyota S., Sugiyama T. O factor de crescimento dos nervos promove a diferenciação das células semelhantes a odontoblastos. // J. Cell Biochem. , 2009, 1, 06, (4), 539-545,
27. Arge P., Magloire H. Conceitos recentes sobre amelogénese: para uma compreensão molecular da patologia do esmalte humano. // Odontostomatol. real, (Paris), 1989, 42, 166, 245-258,
28. Assaraf-Weill N., Gasse B., Silvent J., Bardet C., Sire J. , Davit-Béal T. Ameloblasts express type I colagénio durante a amelogénese. // J. Dent. Res. , 2014, 93, (5), 502-507,
29. Azatyan N., Andriasyan L., harutyunyan A. Antigénio - efeito nocivo da proteína nos linfócitos linfonodos submandibulares do esmalte dos linfócitos. In: В кн: Publicações e relatórios do NIH, YerevanPublicado em russo, [Publicado em russo].1997, p. 31-33,
30. Bai Y., Bai Y., Matsuzaka K., Hashimoto S., Fukuyama T., Wu L., Miwa T., Liu X., Wang X., Inoue T. Formação de tecido tipo ligamento cementum e periodontal por folhas de células do folículo pericoronário co-culturação com células da bainha epitelial da raiz de Hertwig. // Bone, 2011, 1, 48, (6), 1417-1426,
31. Barberia-Leache E., Maranes-Pallardo J., Mourelle-Martinez M., Moreno-Gonzalez J. Erupção dentária em crianças com défice de crescimento. // J. Int. Assoc. Dent. Criança., 1988, 19, 2, 29-35,
32. Bartlett J., Beniash E., Lee D. , Smith C. Diminuição do conteúdo mineral no MMP-20 esmalte nulo do rato é proeminente durante a fase de maturação. // J. Dent. Res. , 2004, 83, (12), 909-913,
33. Beertsen W., Hoeben K. O movimento dos fibroblastos no ligamento periodontal do incisivo do rato está relacionado com a erupção. // J. Dent. Res., 1987, 66, 5, 1006-1010,

34. Begue-Kirn C., Smith A., Ruch I., Wozney I., Purchio A., Hartman D. Effect of dentin protein, transforming growth factor 31 (TGF3 1) and bone morphogenetic protein 2 (BMP2) on the differentiation of odontoblasts in vitro. // Int. I. Dev. Biol., 1992, 36, 491-503,
35. Os FGF Bei M., Maas R. e BMP4 induzem percursos de sinalização independentes e dependentes de Msx1 no desenvolvimento precoce dos dentes. // Development, 1998, 125, (21), 4325-4333,
36. Fole C., Melcher A., Aubin J. Um modelo in vitro para erupção dentária utilizando fibroblastos de ligamentos periodontais e treliças de colagénio. // Arco. Oral Biol., 1983, 28, 8, 715-722,
37. Beniash E., Skobe Z., Bartlett J. Formação da interface dentino-esmalte em incisivos de rato deficientes em esmalte (MMP-20). // Eur. J. Oral Sci. , 2006, 114, Suppl 1, 24-29,
38. Bennick A., Chau G., Goodlin R., Abrams S., Tustian D., Madapallimattam G. O papel das proteínas humanas ricas em ácido salivar na formação de películas dentárias adquiridas in vivo e o seu destino após adsorçãoà superfície do esmalte humano. // Arquivo. Oral Biol., 1983, 28, 1, 19-27,
39. Berdal A., Balmain N., Cuisinier-Gleizes P., Mathieu H. Histologia e microradiografia do desenvolvimento precoce de molares pós-natais em ratos com deficiência de vitamina D. // Arco. Oral Biol., 1987, 32, 7, 493-498,
40. BerkovitzB., Maden M. A distribuição da proteína oritinóica de ligação ao ácido retinóico celulador I (CRABP) e da proteína retinóica de ligação celular I (CRBP) durante o desenvolvimento dos dentes molares e a erupção no rato. // Ligar. Tissue Res.,1995, 32, 1-4, 191-199,
41. Berkovitz B. Como os dentes irrompem. // Amolgadela. Update., 1990, 17, 5, 206-210,
42. Bertl K., An N., Bruckmann C., Dard M., Andrukhov O., Matejka M., Rausch-Fan X. Efeitos do derivado da matriz do esmalte na proliferação/viabilidade, migração e expressão do factor angiogénico e das moléculas de adesão nas células endoteliais in vitro. // J. Periodontol. , 2009, 80, (10), 1622-1630,
43. Bille M., Thomsen B., Andersen T., Kjær I. Imunolocalização de RANK e RANKL ao longo da superfície radicular e na membrana periodontal dos dentes primários e permanentes humanos. // Acta. Odontol. Scand. , 2012, 70, (4), 265-271,

44. Binus W., Czerepak C., boot A. Sobre o grau de rima das fissuras dos dentes em erupção deschmelz. // Dente. boca. Maxillofacial, 1987, 75, 5, 657-664,
45. Bluteau G., Luder H., De Bari C., Mitsiadis T. Células estaminais para a engenharia dentária. // Eur. Células-mãe. , 2008, 31, 16, 1-9,
46. Borovsky E., Leus P. Dental caries, [Publicado em russo]. Moskow, 1979, - 256 p,
47. Borovsky E., Pozyukova E. Teor de cálcio e fósforo no esmalte em diferentes períodos após a dentição // Stomatologya, [Publicado em russo].1985, № 5, p. 29-31,
48. Borovsky E., Leontiev V. The biology of oral cavity, [Publicado em russo]. Moskow, 1991, -304 p,
49. Bosshardt D. Os cementoblastos são uma subpopulação de osteoblastos ou um fenótipo único? // J. Dent. Res. , 2005, 84, (5), 390-406,
50. Bradaschia-Correa V., Moreira M., Arana-Chavez V. A redução da expressão RANKL impede a activação dos osteoclastos e a erupção dentária em ratos tratados com alendronato. // Célula. Tecido. Res. , 2013, 353, (1), 79-86,
51. Brash J. O crescimento do osso alveolar e a sua relação com o movimento dos dentes, incluindo a erupção. // Amolgadela. Rec., 1928, 73, 460-476,
52. Brin I., Zilberman Y., Galili D., Fuks A. Efeitos fisiológicos da transformação do factor de crescimento do rato recém-nascido. // Oral Surg., Oral Med., Oral Pathol., 1985, 60, 1, 61-64,
53. Bronckers A., Gueneli N., Lüllmann-Rauch R., Schneppenheim J., Moraru A., Himmerkus N., Bervoets T., Fluhrer R., Everts V., Saftig P., Schröder B. A protease intramembrana SPPL2A é fundamental para a formação do esmalte dentário. // J. Bone Miner. Res. , 2013, 28, (7), 1622-1630,
54. Brown I., Wedden S., Millburn G., Robson L., Hill R., Davidson D. Análise experimental do controlo da expressão do gene homeobox Msx-I no membro e rosto em desenvolvimento. // Desenvolvimento, 1993, 119, 41-48,
55. Brownell A., Slavkin H. Papel da lâmina basal nas interacções dos tecidos. // Ren. Physiol., 1980, 3, 1-6, 193-204,
56. Brudevold F., Tehrani A., Cruz R. A relação entre a permeabilidade ao iodeto, volume de poros e mineralização intra-oral do esmalte esfolado. // J. Dent. Res., 1982, 61, 5, 645-648,

57. Burke P., Newell D. Um método fotográfico para medir a erupção de certos dentes humanos. // Am. J. Orthod., 1958, 44, 590-602,
58. Burn-Murdoch R. O efeito dos corticosteróides e da ciclofosfamida na erupção dos dentes dos incisivos ressecados no rato. // Arco. Oral Biol.,1988, 33, 9, 661-667,
59. Busscher H., Uven H., Stokroos I , Jongebloed W. Um estudo por microscopia electrónica de transmissão dos padrões de adsorção de películas artificiais em desenvolvimento precoce no esmalte humano. // Arco. Oral Biol., 1989, 34, 10, 803-810,
60. Cahill D., Marks S. Chronology and histology of exfoliation and eruption of mandibular premolars in dogs. // J. Morphol., 1982, 17, 2, 213-218,
61. Cam Y., Lesot H., Colosetti P., Ruch J. Distribuição de proteínas de ligação beta1 do factor de crescimento transformador e receptores de baixa afinidade durante a diferenciação odontoblástica no rato. // Arco. Oral Biol., 1997 - 42, 5, 385-391,
62. Camilleri S., McDonald F. Runx2 e desenvolvimento dentário. // Eur. J. Oral Sci. , 2006, 114, (5), 361-373,
63. Cao H., Wang J., Li X., Florez S., Huang Z., Venugopalan S. , Elangovan S., Skobe Z., Margolis H. , Martin J. , Amendt B. MicroRNAs desempenham um papel fundamental no desenvolvimento dos dentes. // J. Dent. Res. , 2010, 89, (8), 779-784,
64. Cao H., Jheon A., Li X., Sun Z., Wang J., Florez S., Zhang Z., McManus M. , Klein O. , Amendt B. A via Pitx2:miR-200c/141:noggin regula a sinalização Bmp e a diferenciação ameloblast. // Development, 2013, 140, (16), 3348-3359,
65. Carranza F. Clinical periodontology, Philadelphia, 1990, - 1017 p.
66. Casasco A., Calligaro A., Casasco M. A imunolocalização ultra-estruturaldas proteínas da matriz do esmalte durante as fases iniciais do ameloblasto difere. // Ital. J. Anat. Embryol., 1995, 100, Suppl. 1, 331-340,
67. Casasco A., Casasco M., Icaro Cornaglia A., Riva F., Calligaro A. Modelos de histogénese epitelial. // Eur. J. Histochem. , 2007, 51, Suppl 1, 93-99,
68. Cassidy N. , Fahey M., Prime S., Smith A. Análise comparativa das isoformas 1-3 do factor de crescimento transformador-beta em matrizes dentinas humanas e de coelhos. // Arco. Oral Biol., 1997, 42, 3, 219-223,

69. Catalano-Sherman J., Laskov R., Palmon A., David S., Deutsch D. Produção de um anticorpo monoclonal contra a amelogenina humana. // Calcif. tecido int., 1994, 54, 1, 76-80,
70. Cerri P., Pereira-Júnior J. , Biselli N. , Sasso-Cerri E. Mastócitos e MMP-9 na lâmina propria durante a erupção dos molares de rato: avaliação quantitativa e imuno-histoquímica. // J. Anat. , 2010, 217, (2), 116-125,
71. Cheek C., Paterson R., Proffit W. Resposta de segundos pré-molares humanos em erupção às alterações do fluxo sanguíneo.// Arco. Oral Biol., 2002, 47, (12), 851-858,
72. Chen X., Chen G., Feng L., Jiang Z., Guo W., Yu M., Tian W. Expressão de Nfic durante a formação da raiz no primeiro molar mandibular do rato. // J. Mol. Histol. , 2014, 30. [Epub antes da impressão],
73. Chen P., Wei D., Xie B., Ni J., Xuan D., Zhang J. Efeito e possível mecanismo de rede entre microRNAs e o gene RUNX2 em células do folículo dentário humano. // J. Célula. Biochem. , 2014, 115, (2), 340-348,
74. Chernushenko E., Kogosova L., Golubka T. et al. Processos auto-imunes e o seu papel na clínica de doenças internas, [Publicado em russo]. Kiev, - 1985, - 160 p,
75. Chiba M., Ohshima S. Efeitos da colchicina e da hidrocortisona nas taxas de erupção livre dos incisivos mandibulares de ratos, ressecados pelas raízes. // Arco. Oral Biol., 1985, 30, 2, 147-153,
76. Chiba M., Yamaguchi S. Um método de medição do movimento eruptivo do incisivo de rato utilizando um detector de deslocamento sem contacto. // Nippon Yakurigaku Zasshi., 1998, 111, 65-71,
77. Chiego D. Jr. A distribuição precoce e o possível papel dos nervos durante a odontogénese. // Int. J. Dev. Biol. , 1995, 39, (1), 191-194,
78. Cho M., Lee Y., Garant P. Demonstração radioautográfica dos receptores do factor de crescimento epidérmico em várias células da cavidade oral. // Anat. rec., - 1988, 222, 2, 191-200,
79. Cho K., Cai J., Kim H., Hosoya A., Ohshima H., Choi K., Jung H. A activação ERK está envolvida no desenvolvimento dos dentes através da sinalização FGF10. // J. Exp. Zool. B. Mol. Dev. Evol. , 2009, 15, 312, (8), 901-911,
80. Cho A., Haruyama N., Hall B., Danton M. , Zhang L., Arany P., Mooney D. , Harichane Y., Goldberg M., Gibson C. , Kulkarni A. TGF-β regula a mineralização e maturação do esmalte através da expressão KLK4. // PLoS One. , 2013, 20, 8, (11), 82267,

81. Cielinski M., Jolie M., Wise G., Marks S. Os efeitos contrastantes do factor-1 estimulante da colónia e do factor de crescimento epidérmico na erupção dentária do rato. // Connect. Tissue Res., 1995 - 32, 1-4, 165-169,
82. Clinical immunology and allergology, Edit. L. Yeger, v. 2, Moskow, [Publicado em russo]. 1990, - 560 p,
83. Cobourne M., Mitsiadis T. Neural crest cells and patterning of the mammalian dentition. // J. Exp. Zool. B. Mol. Dev. Evol. , 2006, 15, 306, (3), 251-260,
84. Coin R., Kieffer S., Lesot H., Vonesch J., Ruch J. A inibição da apoptose no nó primário do esmalte não afecta a morfogénese específica da coroa do dente no rato. // Int. J. Dev. Biol. , 2000, 44, (4), 389-396,
85. Coughlin M., Dibner M., Bover M., Black I. Factores que regulam o desenvolvimento de um gânglio simpático de rato embrionário. // Dev. Bioi., 1978, 66, 513-528,
86. Couwenhoven R., Snead M. Determinação precoce e expressão permissiva da transcrição da amelogenina durante o desenvolvimento do primeiro molar mandibular do rato. // Dev. Biol., 1994, 164, 1, 290-299,
87. Cutroneo G., Anastasi G., Donadio N., Favaloro A., Micali A., Nastro Siniscalchi R., Santoro G., Trimarchi F. Actin-associated proteins in ameloblast differentiation. // Cells Tissues Organs. , 2002, 171, (2-3), 128-134,
88. Dagaeva L. The value of saliva in enamel mineral metabolism .// Stomatologya, [Publicado em russo]. 1955, № 5, p. 17-21,
89. Dajean S., Menanteau J. Proteínas de esmalte dentro de dois modelos animais preferencialmente utilizados. // Bull. group. int. rech. sci. stomatolodeontol., 1989, 32, 2, 69-72,
90. Querida A., Alavancas B. O padrão de erupção de alguns dentes humanos. // Arco. Oral Biol., 1976, 20, 89-96,
91. Dassule H., Lewis P., Bei M., Maas R., McMahon A. Sonic hedgehog regula o crescimento e a morfogénese do dente. // Development, 2000, 127, (22), 4775-4785,
92. David P., Maunoury R., Gaillard J. Demonstração de plasmócitos em unidades de defesa imunitária gengival em quistos dermoidais do ovário. // C., R., Acad. Sci. III, 1984, 298, 9, 253-256,
93. Dean M. Um estudo radiográfico e histológico do crescimento dos primeiros molares permanentes inferiores humanos modernos durante a fase eruptiva supra-óssea. // J. Hum. Evol. , 2007, 53, (6), 635-646,
94. Den Besten P., Heffernan L., Treadwell B., Awbrey B. A presença e as possíveis funções da proteína activadora da metaloproteinase da matriz

colagenase no desenvolvimento da matriz do esmalte. // Biochem. J., 1989, 264, 3, 917-920,
95. D'Errico J., MacNeil R. , Strayhorn C. , Piotrowski B. , Somerman M. Models for the study of cementogenesis. // Connect. Tissue Res. , 1995, 33, (1-3), 9-17,
96. Deutsch D. Estrutura e função dos produtos do gene do esmalte. // Anat. rec., - 1989, 224, 2, 189-210,
97. Diekwisch T.. A biologia do desenvolvimento do cemitério. // Int. J. Dev. Biol. , 2001, 45, (5-6), 695-706,
98. Dong X., Shen B., Ruan N., Guan Z., Zhang Y., Chen Y., Hu X. Padrões de expressão de genes críticos para a via de sinalização de BMP no desenvolvimento de germes dentários primários humanos. // Histoquímica. Célula. Biol. , 2014, 4. [Epub antes da impressão],
99. Donsky G., Baranov G., Pavlyuchenko O., Palamarchuk Yu., Makarova N. Influência da polarização eléctrica do dente na composição mineral da estrutura do esmalte e dentina. In: Stomatologia, (coleção interdepartamental republicana), [Publicado em russo]. v. 22, Kiev, 1987, p. 17-20,
100. Dos Santos Neves J., Wazen R., Kuroda S., Francis Zalzal S., Moffatt P., Nanci A. Odontogenic ameloblast-associated e amelotin são novos componentes de lâminas basais. // Histochem. Célula. Biol. , 2012, 137, (3), 329-338,
101. Du J., Wang Q., Wang L., Wang X., Yang P. O padrão de expressão da FHL2 durante o desenvolvimento do molar do rato. // J. Mol. Histol. , 2012, 43, (3), 289-295,
102. Falin L. Histologia e embriologia da cavidade oral e dos dentes, [Publicado em russo]. Moskow., 1963, - 219 p.
103. Fanali S., Rametta D., Di Vincenzo F. O desenvolvimento embriológico das fibras nervosas do dente. Uma análise da sua formação e desenvolvimento correlacionada com os diferentes estágios evolutivos das estruturas dentárias. // Minerva. Estomatol. , 1991, 40, (5), 309-318,
104. Farge P., Richard-Blum S., Joffre A., Ville G., Magloire H. Imunoblotting e caracterização citoquímica das proteínas do esmalte humano. // Arch. oral biol., 1991, 36, 2, 89-94,
105. Feng X., Zhao Y. , Wang W. , Ge L. Msx1 regula a proliferação e diferenciação das células mesenquimais dentárias do rato em cultura. // Eur. J. Oral Sci. , 2013, 121, (5), 412-420,

106. Fincham A., Belcourt A., Termine J. Alteração dos padrões de proteínas de esmalte matrix no dente de bovino em desenvolvimento. // Caries res., 1982, 16, 1, 64-71,
107. Fincham A., Moradian-Oldak J., Sarte P. Alise espectrógrafa em massa de uma amelogenina porcina identifica um único locus fosforilado. // Tecido calcif. int., 1994, 55, 5, 398-400,
108. Fontalina L. Reactividade imunológica dos órgãos e células linfóides. [Publicado em russo]. Leninegrado, 1967, - 209 p,
109. Fontanetti P., De Lucca R. , Mandalunis P. , Vermouth N. Prevalência de erupção de dentes de rato em cachorros nascidos de mães expostas a stress crónico durante a gravidez. // Arco. Biol. oral. , 2013, 58, (11), 1643-1651,
110. Frank R., Osman M., Meyer J., Ruch J. 3H-glucosamina autoradiografia por microscópio electrónico após rotulagem isolada do órgão do esmalte ou da papila dentária seguida de cultura de gérmen dentário reassociado. // J. Biol. Buccale, 1979, 7, 3, 225-241,
111. Freidin L., Kulagin P., Nikolaev A. Caracterização electroforética comparativa das proteínas do esmalte e da dentina na formação do germe dentário e no processo de cárie. In: Theory and practice of dentistry (Proceedings), [Publicado em russo]. Moskow, 1976, p. 41-44,
112. Fried K., Nosrat C., Lillesaar C., Hildebrand C. Sinalização molecular e desenvolvimento do nervo pulpar. // Critérios. Rev. Oral Biol. Med. , 2000, 11, (3), 318-332,
113. Fry J., Cheek C., Paterson R., Proffit W. Ciclos de onda longa na posição de pré-molares humanos em erupção.// Arco. Oral Biol. , 2004, 49, (12), 1007-1013,
114. Fukumoto S., Yamada A., Nonaka K., Yamada Y. Papéis essenciais do ameloblastin na manutenção da diferenciação do ameloblastino e da formação do esmalte. // Células Órgãos dos Tecidos. , 2005, 181, (3-4), 189-195,
115. Fukumoto S., Miner J., Ida H., Fukumoto E., Yuasa K., Miyazaki H., Hoffman M., Yamada Y. Lamininin alfa5 é necessário para o crescimento e polaridade do epitélio dentário e para o desenvolvimento do botão e da forma do dente. // J. Biol. Chem. , 2006, 24, 281, (8), 5008-5016,
116. Gaikwad J., Hoffmann M., Cavender A., Bronckers A., D'Souza R. Perspectivas moleculares sobre a determinação da linhagem específica dos odontoblastos: o papel do Cbfa1. // Advento Dent Res. 2001 Ago;15:19-24.

117. Galenko V., Donsky G. Efeito dos incisivos de corrente eléctrica directa de velocidade em erupção nos ratos. // Stomatologya, [Publicado em russo]. 1986, v. 65, № 1, p. 12-13,
118. Gavrilov E. The biology of periodontium and tooth pulp, [Publicado em russo]. Moskow, 1969, - 215 p,
119. Gierie W., Paterson R., Proffit W. Resposta de pré-molares humanos em erupção para forçar a aplicação. // Arco. Oral Biol. , 1999, 44, (5), 423-428,
120. Giglio M., Sanz A., Costanzo A., Bozzini C. Taxa de erupção do incisivo maxilar de rato durante a exposição a diferentes altitudes estimuladas. // J. Dent. Res., 1987, 66, 9, 1490-1492,
121. Goldberg M., Septier D. Visualização de proteoglicanos e componentes associados à membrana em órgão de esmalte de incisivo de rato utilizando tricloreto de ruthenium hexammine. // J. Biol. Buccale, 1987, 15, 1, 59-66,
122. Goldberg M., lecolle S., Lesot H., Ruch J. Effects of cerulenin, an inhibitor of fatty acid synthesis on reconstitution of the dental basement membrane. // Biol. Cell, 1990, 69, 1, 27-33,
123. Goodman-Topper E., Chosack A. Aspecto radiográfico dos canais de nutrientes na região da cúspide maxilar permanente em erupção. // Cirurgia Oral. Oral Med. Oral Pathol., 1989, 67, 5, 606-610,
124. Gorokhov A., Ivanyushko T. Propriedades imunogénicas das proteínas do esmalte. (Revisão). // Stomatologya, [Publicado em russo]. 1983, № 5, p. 83-85,
125. Gorsky J. , Marks S., Cahill D., Wise G. Alterações do desenvolvimento da matriz extracelular do folículo pericoronário durante a erupção dentária. // Conectar. Tissue Res., 1988, 18, 3, 175-190,
126. Gorsky J., Marks S. Conceitos actuais da biologia da erupção dentária. // Critérios. Rev. Oral Biol., Med., 1992, 3, 3, 185-206,
127. Gottlieb B., Orban B. Biologia e patologia do dente e seu mecanismo de suporte. Nova Iorque, - 1938,
128. Gritli-Linde A., Bei M., Maas R., Zhang X., Linde A., McMahon A. Shh sinalização dentro do epitélio dentário é necessária para a proliferação celular, crescimento e polarização. // Development, 2002, 129, (23), 5323-5337,
129. Guan X., Bidlack F., Stokes N., Bartlett J. E-cadherin podem substituir N-cadherin durante a fase de desenvolvimento do esmalte do secretariado. // PLoS One. , 2014, 11, 9, (7), 102153,
130. Gulino A., Di Marcotullio L., Screpanti I. As múltiplas funções do Numb. // Exp. Cell Res. , 2010, 1, 316, (6), 900-906,

131. Gurin N., Petrovich Yu., Lebkova N. A ultra-estrutura do desenvolvimento do esmalte dentário humano. // Stomatologya, [Publicado em russo]. 1985, № 5, p. 7-9,

132. Hammarström L., Alatli I., Fong C. Origens do cemitério. // Oral Dis., 1996, 2, (1), 63-69,

133. Harada S., Takahashi N. Controlo da reabsorção óssea pelo sistema RANKL-RANK. // Clín. Cálcio., 2011, 21, (8), 1121-1130,

134. Harokopakis-Hajishengallis E. Reabsorção radicular fisiológica em dentes primários: eventos moleculares e histológicos. // J. Oral Sci., 2007, 49, (1), 1-12,

135. Hasselgren G. Fosfatase alcalina no desenvolvimento dos dentes e osso do homem e do macaco masaque. // Acta Odont. Scand., 1978, 36, 3, 143-148,

136. Hayriye S., Bokesoy A., Ergun E., Aras S. Estudo clínico, histológico e bioquímico da mucosa durante a erupção. / Ankara Univ. Hekim. Fak. Derg., 1987, 14, 1, 15-21,

137. Heinrich J., Bsoul S., Barnes J., Woodruff K., Abboud S. CSF-1, RANKL e OPG regulam a osteoclastogénese durante a erupção dos dentes murinos. // Arco. Oral Biol., 2005, 50, (10), 897-908,

138. Hem A., Cormack D. Histology, [Publicado em russo].v. 4, Moskow, 1983, - 248 p,

139. Herold R., Graver H., Christner P. Localização imuno-histoquímica das amelogeninas na enamelóide dos dentes vertebrados inferiores. // Science, 1980, Mar, 21, 207, 4437, 1357-1358,

140. Herold R., Rosenbloom J., Granovsky M. Distribuição filogenética das proteínas do esmalte: a localização imunohistoquímica com anticorpos monoclonais indica o aparecimento evolutivo das esmalinas antes das amelogeninas. // Tecido calcif. int., 1989, 45, 2, 88-94,

141. Hirose N., Shimazu A, Watanabe M., Tanimoto K., Koyota S., Sugiyama T., Uchida T., Tanne K. Ameloblastin na bainha epitelial da raiz de Hertwig regula a formação e desenvolvimento das raízes dentárias. // PLoS One., 2013, 8, (1), 54449,

142. Hoath S., Lakshmanan J., Fisher D. Resposta hormonal diferencial da concentração do factor de crescimento epidérmico no rato em desenvolvimento: sinergismo da triiodtironina e da dexametasona na maturação epidérmica. // Vida. Sci., 1983, 32, 23, 2709-2716,

143. Hoath S. Tratamento do rato neonatal com factor de crescimento epidérmico: diferenças no tempo e na resposta dos órgãos. // Pediatria. Res., 1986, 20, 5, 468-472,
144. Hoppenbrouwers P., Scholberg H., Borggreven J. Medição da permeabilidade do esmalte dentário e sua variação com profundidade através de um método electroquímico. // J. Dent. Res., 1986, 65, 2, 154-157,
145. Hu X., Lin C., Shen B., Ruan N., Guan Z., Chen Y., Zhang Y. Potencial odontogénico conservado em tecidos dentários embrionários. // J. Dent. Res. , 2014, 93, (5), 490-495,
146. Hua F., Zhang L., Chen Z. Formação e activação dos osteoclastos do gatilho: Estratégia de tratamento molecular da erupção dentária retardada. // Med. Hipóteses. 2007, Jun 7,
147. Huang X., Bringas P., Slavkin H., Chai Y. Fate of HERS during tooth root development. // Dev. Biol., 2009, 334, 22-30,
148. Hunter J. Historia natural dos dentes humanos. // Londres,: Johnson, - 1778,
149. Hurmerinta K. Visualização autoradiográfica de glicoproteinas e glicosaminoglicanos na interface epitélio-mesenchimal do desenvolvimento do germe dentário do rato. // Escândalo. J. Dent. Res., 1982, 90, 4, 278-285,
150. Hurmerinta K., Kuusela P., Thesleff I. A origem celular da fibronectina na zona da membrana do porão do dente em desenvolvimento. // J. Embryol. Exp. Morphol., 1986, 95, 73-80,
151. Iizuka T., Cielinski M., Aukerman S., Marks S. Os efeitos do factor-1 estimulante da colónia sobre a erupção dentária no rato desdentado (osteopetrotatico) em relação aos períodos críticos de reabsorção óssea durante a erupção dentária. // Arco. Oral Biol., 1992 - 37, 8, 629-636,
152. Imada O., Hayashi N., Masamoto K., Kasuga S., Fuwa T., Nakagawa S. Actividade de promoção do crescimento de longa latência do FEG quando administrada a ratos na fase neonatal. // Am. J. Physiol., 1987 - 253, 3, Pt1, 251-254,
153. Inai T., Kukita T., Ohsaki Y., Nagata K., Kukita A., Kurisu K. Demonstração imuno-histoquímica da penetração da amelogenina na polpa dentária nas fases iniciais do desenvolvimento do ameloblasto nos germes dos molares de ratazanas. // Anat rec., 1991, 229, 2, 259-270,
154. Inai T., Nagata K., Kukita T., Kurisu K. Demonstração de amelogenina nas cúspides sem esmalte dos germes dos molares de ratazanas: estudos microscópicos imunofluorescentes e imunoelectrónicos. // Anat. rec., 1992, 233, 4, 588-596,

155. Inage T., Shimokawa H., Teranishi Y., Iwase T., Toda Y., Moro I. Demonstração imunocitoquímica de amelogeninas e esmalinas segregadas por ameloblastos durante as fases de secretariado e maturação. // Arch. histol. cytol., 1989, 52, 3, 213-229,
156. Ishida K., Murofushi M., Nakao K., Morita R., Ogawa M., Tsuji T. A regulação da morfogénese dentária está associada àração epitelial e à expressão do porco-espinho sónico através das interacções epiteliais-mesqueléticas.// Biochem. Biofísica. Res. Comun. , 2011, 18, 405, (3), 455-461,
157. Irie K., Ozawa H. Relações entre erupção dentária, oclusão e reabsorção óssea alveolar: estudos histoquímicos e cilógicos da remodelação óssea em incisivos de ratos face ao esmalte após ressecção radicular. // Arco. Histol. Cytol., 1990, 53, 5, 511-522,
158. Izumi T. Efeitos do 1-hydroxyethylidene. 1-bifosfonato (HEBP) sobre a taxa de erupção livre e a formação de tecido duro dentário no incisivo mandibular do rato. // Nippon Yakurigaku. Zasshi., 1989, 93, 2, 75-87,
159. Jalali R., Guo J., Zandieh-Doulabi B., Bervoets T. , Paine M. , Boron W. , Parker M. , Bijvelds M. , Medina J. , DenBesten P. , Bronckers A. NBCe1 (SLC4A4) um potencial regulador de pH em células de órgãos do esmalte durante o desenvolvimento do esmalte no rato. // Cell Tissue Res. , 2014, Jul 11. [Epub ahead of print],
160. Jernvall J., Kettunen P., Karavanova I., Martin L. , Thesleff I. Evidência do papel do nó de esmalte como centro de controlo na formação da cúspide dentária dos mamíferos: células não-divididas expressam o crescimento estimulando o gene Fgf-4. // Int. J. Dev. Biol. , 1994, 38, (3), 463-469,
161. Jernvall J., Thesleff I. Sinalização reiterativa e padrões durante a morfogénese dos dentes dos mamíferos. // Mech. Dev. , 2000, 15, 92, (1), 19-29,
162. Jia S., Zhou J., Gao Y., Baek J. , Martin J. , Lan Y., Jiang R. Papéis de Bmp4 durante a morfogénese dentária e formação sequencial de dentes. // Desenvolvimento, 2013, 15, 140, (2), 423-432,
163. Jiménez-Farfán D., Guevara J., Zenteno E., Hernández-Guerrero J. Alteração do padrão de sialiação do germe do dente murino após exposição ao etanol. // Nascimento. Defeitos Res. A Clin. Mol. Teratol. , 2005, 73, (12), 980-988,
164. Josephsen K., Fejerskov O. Ameloblast modulação na zona de maturação do órgão incisivo do esmalte de rato. Estudo microscópico da luz e dos electrões. // J. Anat., 1977, Set. 124, 1, 45-70,

165. *Kalibović Govorko D., Bečić T., Vukojević K., Mardešić-Brakus S., Biočina-Lukenda D., Saraga-Babić M. Distribuição espacial e temporal do marcador de proliferação Ki-67, proteínas Bcl-2 e Bax no dente humano em desenvolvimento. // Arco. Oral Biol. , 2010, 55, (12), 1007-1016,*
166. *Kalion P., Krishtab S., Nespryadko N. Estudo radiovisiográfico do crescimento dentário e da actividade funcional das células durante a erupção. [Publicado em russo].// Fisiol. Jur., - 1983, XXIX v., № 5, p. 628-631,*
167. *Kallenbach E. A teia celular nos ameloblastos do incisivo do rato. // Anat. Rec., 1963, 153, 55,*
168. *Kallenbach E. Destino da peroxidase de rábano silvestre na zona de secreção do órgão incisivo do esmalte de rato. // Tissue Cell, 1980, 12, 3, 491-501,*
169. *Kanyama M., Shimo T., Sugito H., Nagayama M., Kuboki T., Pacifici M., Koyama E. Regulação da expressão do gene CCN2 e possíveis papéis no desenvolvimento de germes dentários. // Arco. Oral Biol. , 2013, 58, (11), 1659-1666,*
170. *Kapadia H., Mues G., D'Souza R. Genes que afectam a morfogénese dentária. // Ortodontia. Craniofac. Res. , 2007, 10, (3), 105-113,*
171. *Karcher-Djuricic V., Osman M. , Meyer J., Staubli A., Ruch J. Reconstituição de membranas de porão e ciodiferenciação de odontoblastos em reassociações isocromal e heterocromal de órgãos e polpas de esmalte. // J. Biol. Buccale, 1978, 6, 4, 257-265,*
172. *Katona T., Boyle A., Curcio F., Keates J., Mazzara R., Teckney V. Mecanismos de erupção dentária numa análise computorizada das deformações da mandíbula functional no homem. // Arco. Oral Biol., 1987, 32, 5, 367-369,*
173. *Kawahara I. , Takano Y. Caracterização imuno-histoquímica e localização de células presentes no ligamento periodontal de incisivos de ratos da classe MHC. // Conectar. Tissue Res., 1995, 33, 1-3, 47-56,*
174. *Kawase T., Orikasa M., Ogata S., Burns D. Tirosina fosfato de proteína-induzida pelo factor de crescimento epidérmico e pelo factor de crescimento insulino-I numa linha de células de polpa dentária clonal de rato. // Arco. Oral Biol., 1995, 40, 10, 921-929,*
175. *Cunha A. Anatomia e patologia das substâncias dentárias à luz dos resultados da investigação microscópica recente. // Alemão. Medicina dentária, oral e maxilar, 1956, 25, 177-190,*

176. Kero D., Novakovic J., Vukojevic K., Petricevic J., Kalibovic Govorko D., Biocina-Lukenda D., Saraga-Babic M. Expressão de Ki-67, Out-4, γ-tubulin e α-tubulin no desenvolvimento dos dentes humanos. // Arco. Oral Biol., 2014, 59, (11), 1119-1129,
177. Kerr N., Ringrose T. Factores que afectam o tempo de vida da dentição humana em Grã-Bretanha antes do século XVII. // Br. Dent. J., 1998, 184, 5, 229,
178. Kettunen P., Thesleff I. Expressão e função dos FGFs-4, -8, e -9 sugerem redundância funcional e uso repetitivo como sinais epiteliais durante a morfogénese dentária. // Dev. Dyn., 1998, 211, (3), 256-268,
179. Kettunen P., Laurikkala J., Itäranta P., Vainio S., Itoh N., Thesleff I. Associações do FGF-3 e FGF-10 com redes de sinalização que regulam a morfogénese dentária. // Dev. Dyn., 2000, 219, (3), 322-332,
180. Kettunen P., Løes S., Furmanek T., Fjeld K., Kvinnsland I., Behar O., Yagi T., Fujisawa H., Vainio S., Taniguchi M., Luukko K. Coordenação da navegação do axónio do trigémeo e da patterização com formação de órgãos dentários: interacções epiteliais-mesqueléticas, e a expressão epitelial Wnt4 e Tgfbeta1 regulam a semaforina 3a no mesênquima dentário. // Desenvolvimento, 2005, 132, (2), 323-334,
181. Khaddam M., Huet E., Vallée B., Bensidhoum M., Le Denmat D., Filatova A., Jimenez-Rojo L., Ribes S., Lorenz G., Morawietz M., Rochefort G., Kiesow A., Mitsiadis T., Poliard A., Petzold M., Gabison E., Menashi S., Chaussain C. EMMPRIN/CD147 deficiency disturbs ameloblast-odonto-blast-talk and delays enamel mineralization. // Bone, 2014, 66, 256-266,
182. Kharchenko V. Diagnóstico do estado do esmalte na superfície dentária dos potenciais bioeléctricos. // Stomatologia, [Publicado em russo].1984, № 6, p. 14-15,
183. Khedmat S., Hadjati J., Iravani A., Nourizadeh M. Effects of enamel matrix derivative on the viability, cytokine secretion, and phagocytic activity of human monocytes. // J. Endod., 2010, 36, (6), 1000-1003,
184. Kieffer-Combeau S., Meyer J., Lesot H. Interacções matriz-células e junções célula-células durante a histo-morfogénese epitelial no incisivo do rato em desenvolvimento. // Int. J. Dev. Biol., 2001, 45, (5-6), 733-742,
185. Kihara M., Kiyoshima T., Nagata K., Wada H., Fujiwara H., Hasegawa K., Someya H., Takahashi I., Sakai H.. Itm2a expressão no desenvolvimento do primeiro molar inferior do rato, e a localização subcelular do Itm2a nas células epiteliais dentárias do rato. // PLoS One., 2014, 31, 9, (7), 103928,

186. Kii I. , Amizuka N. , Minqi L. , Kitajima S. , Saga Y. , Kudo A. Periostin é uma proteína de matriz extracelular necessária para a erupção de incisivos em ratos. // Biochem. Biofisica. Res. Comun. , 2006, 14, 342, (3), 766-772,
187. Kim J., Choi H., Jeong B. , Oh S. , Hur S. , Lee B. , Kim S. , Nör J. , Koh J. , Hwang Y. O factor transcripcional ATF6 está envolvido na diferenciação odontoblástica. // J. Dent. Res. , 2014, 93, (5), 483-489,
188. Kirkham J., Robinson C., Phull J., Shore R., Moxham B., Berkovitz B. O efeito da taxa de erupção no teor de glicosilaminoglicanos do ligamento periodontal e na formação de esmalte no incisivo do rato. // Cell Tissue Res. , 1993, 274, (2), 413-419,
189. Kjær I. Mecanismo da erupção dos dentes humanos: artigo de revisão incluindo uma nova teoria para futuros estudos sobre o processo de erupção. // Scientifica (Cairo), 2014, 341905, doi: 10.1155/2014/341905. Epub 2014 Fev 12. Revisão,
190. Kjoelby M., Thesleff I., Sahlberg C., Fejerskov O., Josephsen K. Degradação da membrana do porão dentário durante o desenvolvimento de dentes de rato in vitro. // Int. J. Dev. Biol., 1994, 38, 3, 455-462,
191. Kogaya Y. Localização imunohistoquímica de proteínas tipo amelogenina e colagénio tipo I e demonstração histoquímica de glicoconjugados sulfatados no desenvolvimento de matrizes de enamelóide e esmalte da urodele larval (Triturus pyrrhogaster) dentes. // J. Anat., 1999, 195, (Pt. 3), 455-464,
192. Kollar E., Lumsden A. Morfogénese dentária: o papel do interior da veiadurante a indução e formação de padrões. // J. Biol. Buccale, 1979, 7, 49-60,
193. Komine A., Tomooka Y. A reconstrução bem sucedida do germe dentário com linhas celulares requer expressões genéticas coordenadas desde a fase de iniciação. // Células. , 2012, 30, 1, (4), 905-925,
194. Komori T. Regulamento da diferenciação osteoblástica por Runx2.// Exp. Med. Biol. , 2010, 658, 43-49,
195. Koni .A, Flavell R. Os centros germinativos dos gânglios linfáticos formam-se na ausência de redes de células dendríticas foliculares. // J. Exp. Med., 1999, 1, 189, 5, 855-64,
196. Kopelyan I. , Grigoreva M. Desenvolvimento de micro modificações da cultura de células humanas. // Byul. Exp. Biol., [Publicado em russo]. 1972, № 8, p. 119-122,

197. Koroleva O. A ultra-estrutura dos contactos intercelulares no órgão de desenvolvimento do esmalte. // Stomatologia, [Publicado em russo]. 1984, № 3, p. 22-26,
198. Kronmiller J. Distribuição espacial das transcrições do factor de crescimento epidérmico e efeitos do factor de crescimento epidérmico exógeno sobre o padrão da lâmina dentária do rato. // Arco. Oral Biol., 1995, 40, 2, 137-143,
199. Kyrylkova K., Kyryachenko S., Biehs B., Klein O., Kioussi C., Leid M. BCL11B regula a proliferação epitelial e o desenvolvimento assimétrico do incisivo mandibular do rato. // PLoS One. , 2012, 7, (5), 37670,
200. Lacruz R., Nanci A., Kurtz I., Wright J., Paine M. Regulação do pH durante a Amelogénese. // Calcif. Tissue. Int. , 2010, 86, (2), 91-103,
201. Lacruz R., Smith C., Chen Y., Hubbard M., Hacia J., Paine M. Gene-expression analysis of early- and late-maturation-stage rat enamel organ. // Eur. J. Oral Sci. , 2011, 119, Suppl 1, 149-157,
202. Lacruz R., Hacia J. , Bromage T. , Boyde A., Lei Y., Xu Y., Miller J. , Paine M. , Snead M. O relógio circadiano modula o desenvolvimento do esmalte. // J Biol Ritmos. 2012 Jun;27(3):237-45.
203. Lan Y., Jia S., Jiang R. Patterização molecular da dentição de mamíferos. // Semin. Célula. Dev. Biol. , 2014, 25-26, 61-70,
204. Laurie G., Leblond C., Cournil I., Martin G. Provas imuno-histoquímicas para a formação intracelular do colagénio da membrana basal (tipo IV) nos tecidos em desenvolvimento. // J. Histochem. Cytochem., 1980, 28, 12, 1267-1274,
205. Lavelle C. Fisiologia oral aplicada. // Londres, - 1988, - 231 p,
206. Lee C., Proffit W. O ritmo diário da erupção dentária. // A. J. Ortodontia. Dentofac. Orthop., 1995, 107, 1, 38-47,
207. Lee H., Park J. , Cho Y. , Bae H. , Cho M. , Park J. A proteína associada aos ameloblastos odontogénicos (ODAM), por fosforilação por receptor de proteína morfogenética óssea tipo IB (BMPR-IB), está implicada na diferenciação dos ameloblastos. // J. Célula. Biochem. , 2012, 113, (5), 1754-1765,
208. Lee J., Lee D., Nam H., Lee G., Seo B., Cho Y., Bae H., Park J. As células do folículo dentário e os cementoblastos induzem apoptose da linhagem ameloblástica e a bainha da raiz epitelial de Hertwig, restos epiteliais das células de Malassez através da via ligandar Fas-Fas. // Eur. J. Oral Sci. , 2012, 120, (1), 29-37,

209. Leontiev V., Petrovich Yu. Métodos Bioquímicos em Medicina Dentária Clínica e Experimental. Omsk[Publicado em russo]. 1976, - 93 p,
210. Leontiev V. Velícula do dente: a composição, a possível origem e o significado na patologia. // Stomatologia, [Publicado em russo]. 1976, № 3, p. 1-6,
211. Leontiev V. Sobre as peculiaridades da função salivar mineralizada. // Stomatologia, [Publicado em russo]. 1976, № 6, p. 5-8,
212. Lesot H., Smith A., Tziafas D., Begue-Kirn C., Cassidy N., Ruch I. Biologically active molecule and dentin tissue repair: a comparative review of reactionary and reparative dentinogenesis with induction of odontoblast differentiation in vitro. // Cells Mater., 1994, 4, 199-218,
213. Lesot H., Lisi S., Peterkova R., Peterka M., Mitolo V., Ruch J. Sinais epigenéticos durante a diferenciação odontoblástica. // Adv. Dent. Res. , 2001, 15, 8-13,
214. Lesot H., Kieffer-Combeau S., Fausser J. , Meyer J. , Perrin-Schmitt F., Peterková R., Peterka M., Ruch J. Interacções células-células e células-matriz durante a histomorfogénese inicial do esmalte do rato. // Ligar. Tissue Res. , 2002, 43, (2-3), 191-200,
215. Lesot H., Hovorakova M., Peterka M., Peterkova R. Análise tridimensional do desenvolvimento do molar no rato desde a fase da tampa até à fase do sino. // Aust. Dent. J. , 2014, 59, Suppl 1, 81-100,
216. Leus P. Clinical-experimental research of pathogenesis, pathogenetic conservative terapy and caries perevention measures, [Publicado em russo]. Dissertação de tese de doutoramento para o grau de doutoramento em medicina. Sci, Moskow, 1977,p. 13-14,
217. Lewis B., Burge C., Bartel D. A combinação de sementes conservadas, frequentemente ladeadas por adenosinas, indica que milhares de genes humanos são alvos de microRNA. // Cell, 2005, 120, 15-20,
218. Li H., Ramachandran A., Gao Q., Ravindran S., Song Y., Evans C., George A. Expressão e função do NUMB em odontogénese. // Biomed. Res. Int. , 2013, 2013, 182965,
219. Li C., Prochazka J., Goodwin A. , Klein O. Fibroblast factor de crescimento sinalizado no desenvolvimento dentário dos mamíferos. // Odontologia, 2014, 102, (1), 1-13,
220. Lim W., Liu B., Cheng D., Hunter D. , Zhong Z., Ramos D. , Williams B. , Sharpe P. , Bardet C., Mah S. , Helms J. Wnt de sinalização regula o volume da polpa e a espessura da dentina. // J. Bone. Mineiro. Res. , 2014, 29, (4), 892-901,

221. Lin F., Fan W., Wise G. Proteínas granuladas do folículo pericoronário e retículo estrelado inibem a erupção dentária e a abertura das pálpebras em ratos pós-natais. // Arco. Oral Biol., 1992, 37, 10, 841-847,
222. Lin F., Zhao L., Wise G. Efeitos in vivo e in vitro do factor de crescimento epidérmico na expressão do seu gene receptor nas células do folículo dentário do rato. // Arco. Oral Biol., 1996, 41, 5, 485- 491,
223. Lisi S., Peterková R., Peterka M., Vonesch J., Ruch J., Lesot H. Morfogénese dentária e padrão de diferenciação odontoblástica. // Conectar. Tissue Res. , 2003, 44, Suppl 1, 167-170,
224. Liu D., Yao S., Pan F., Wise G. Cronologia e regulação da expressão genética de RANKL no folículo pericoronário de rato. // Eur. J. Oral Sci. , 2005, 113, (5), 404-409,
225. Liu D., Yao S., Wise G. Effect of interleukin-10 on the gene expression of osteoclastogenic regulatory molecules in the rat dental follicle. // Eur. J. Oral Sci. , 2006, 114, (1), 42-49,
226. Liu D., Yao S., Wise G. MyD88 expressão no folículo dentário de rato: implicações na osteoclastogénese e erupção dentária. // Eur. J. Oral. Sci. , 2010, 118, (4), 333-341,
227. Liu D., Yao S., Wise G. Regulation of SFRP-1 expression in the rat dental follicle. // Ligar. Tecido. Res. , 2012, 53, (5), 366-372,
228. Liu M., Zhao S., Wang X. A sobreexpressão do YAP afecta a morfogénese dentária e a textura do nó de esmalte. // J. Dent. Res. , 2014, 93, (5), 469-474,
229. Lozupone E., Favia A., Mancini L., Chimienti A. Estrutura do ligamento periodontal durante a erupção dentária no cão: aspectos descritivos. // Boll., Soc. Ital. Biol. Sper., 1985, 61, 1, 67-72,
230. Lozupone E., Favia A., Mancini L. , Putignano M. Estrutura do osso alveolar durante a erupção dentária no cão: resultados preliminares. // Boll., Soc. Ital. Biol. Sper., 1985, 61, 1, 1 6,
231. Lu Y., Papagerakis P., Yamakoshi Y., Hu J. , Bartlett J. , Simmer J. Funções da KLK4 e MMP-20 na formação do esmalte dentário. // Biol. Chem. , 2008, 389, (6), 695-700,
232. Luan X., Ito Y., Diekwisch T. Evolução e desenvolvimento da bainha epitelial da raiz de Hertwig. // Dev. Dyn. , 2006, 235, (5), 1167-1180,
233. Luan X., Ito Y., Holliday S., Walker C., Daniel J., Galang T., Fukui T., Yamane A., Begole E., Evans C., Diekwisch T. Remodelação de tecido mediado por matriz extracelular após movimento axial dos dentes. // J. Histochem. Cytochem. , 2007, 55, (2), 127-140,

234. Lumsden A. O desenvolvimento da inervação do maxilar inferior e a sua relação com os germes da fonação dos dentes em embriões de rato. In Teeth (Ed. B. Kurten), (1982), Columbia University Press, Nova Iorque, pp. 32.43,
235. Lumsden A. Organização espacial do epitélio e o papel das células da crista neural na iniciação do germe dentário dos mamíferos. // Desenvolvimento, 1988, 103, Suppl,155-169,
236. Luukko K., Kettunen P. Coordenação da morfogénese dentária e desenvolvimento neuronal através das interacções teciduais: lições de modelos de rato. // Exp. Célula. Res. , 2014, 15, 325, (2), 72-77,
237. Maas R., Chen Y., Bei M., Woo I. , Satokata I. O papel dos genes Msx no desenvolvimento dos mamíferos. // Ann. NY. Acad. Sci., 1996, 785, 171-181,
238. Maas R., Bei M. O controlo genético do desenvolvimento dentário precoce. // Critérios. Rev. Oral Biol. Med, 1997, 8, (1), 4-39,
239. MacNeil R., Thomas H. Desenvolvimento do periodonto murino. I. Papel da membrana basal na formação de um tecido mineralizado na superfície da dentina radicular em desenvolvimento. // J, Periodontol. , 1993, 64, (2), 95-102,
240. Magnusson G. Alterações do tecido durante a erupção dentária molar. // Trans. R. Schs. Dent. Stock Umea, 1968, 13, 1-122,
241. Malete M., Lescoat D. Epitélio oral durante a erupção dentária no rato: um estudo microscópico electrónico de varrimento. // J. Biol. Buccale, 1984, 12, 4, 331-337,
242. Maltha J. A regulação da erupção dentária. // Ned. Tijdschr. Trandheelkd., 1990, 97, 9, 370-373,
243. Maltha J. Dissertações 25 anos após a data 9. Como é regulada a erupção dentária? // Ned. Tijdschr. Tandheelkd. , 2006, 113, (8), 322-325,
244. Maltha J. Mecanismos da erupção dentária. // Ned. Tijdschr. Tandheelkd. , 2014, 121, (4), 209-214,
245. Marks S., Cahill D., Wise G. A citologia do folículo pericoronário e osso alveolar adjacente durante a erupção dentária do cão. // A. J. Anat., 1983 - 168, 3, 277-289,
246. Marks S., Cahill D. Estudo experimental no cão do papel não activo do dente no processo eruptivo. // Arco. Oral Biol., 1984, 29, 4, 311-322,
247. Marks S., Cahill D. Ultra-estrutura do osso alveolar durante a erupção total do cão. // Am. J. Anat., 1986, 177, 3, 427-438,

248. Marcas S. Erupção dentária: a regulação de um evento metabólico localizado, bilateralmente simétrico no osso alveolar. // Scanning Microsc., 1987, 1, 3, 1125-1133,
249. Marks S., Cahill D. Controlo regional pelo folículo pericoronário das alterações do metabolismo ósseo alveolar durante a erupção dentária. // J. Oral Pathol., 1987, 16, 4, 164-169,
250. Marks S., Grolman M. Fosfatase ácida resistente aos tartaratos em células mononucleares e multinucleares durante a reabsorção óssea da erupção dentária. // J. Histochem. Cytochem., 1987, 35, 11, 1227-1230,
251. Marcas S. A biologia básica e aplicada da erupção dentária. // Ligar. Tissue Res., 1995, 32, 1-4, 149-157,
252. Marks S., Gorski J., Wise G. The mechanisms and mediators of tooth eruption - models for developmental biologists (Os mecanismos e mediadores da erupção dentária - modelos para biólogos do desenvolvimento). // Int. J. Dent. Biol., 1995, 39, 1, 223-230,
253. Martineu-Doize B., Warshawsky H., Dickson K., Lai W., Bergeron J. Localização dos receptores do factor de crescimento epidérmico nas células do órgão do esmalte do incisivo do rato. // Dev. Biol., 1991, 148, 2, 590-601,
254. Matalova E., Lesot H., Svandova E., Vanden Berghe T., Sharpe P., Healy C., Vandenabeele P., Tucker A. Caspase-7 participa em diferentes-combinações de células que formam tecidos duros dentários. // Dev. Crescimento. Diferença. , 2013, 55, (5), 615-621,
255. Matsuda N, Yokoyama K, Takeshita S, Watanabe M. Papel do factor de crescimento epidérmico e do seu receptor na diferenciação in vitro das células do ligamento periodontal humano induzidas por tensão mecânica. // Arco. Oral Biol., 1998, 43, 12, 987-997,
256. Matsuura T., Kawata V. , Nagoshi H., Tomooka Y., Sasaki K., Ikawa S. Regulação da proliferação e diferenciação das células epiteliais do germe do dente do rato por isoformas distintas de p51/p63. // Arco. Oral Biol. , 2012, 57, (8), 1108-1115,
257. Matzuk M., Kumar T., Vassali A., Bickenbach I., Roop D., Jaensich R. Análise funcional de activinas durante o desenvolvimento de mamíferos. // Nature, 1995, 374, 354-356,
258. Mazhuga P., Kabak K., Zhitnikov A., Kalion P. Reprodução e diferenciação das células no tecido dos dentes de rato em crescimento em resposta à hormona paratiróide e à hidrocortisona. // Arco. Anat. Gistol. Embriol., 1987, 92, 5, 57-62,

259. Meyer J., Bodier-Houlle P., Cuisinier F., Lesot H., Ruch J. Aspectos iniciais da moneralização na junção dentino-esmalte em incisivo embrionário de rato in vivo e in vitro: um tem estudo comparativo. // In Vitro Cell. Dev. Biol. Anim., 1999, 35, 3, 159-168,
260. Milhaud G., Labat M., Moricard Y. Dichlormethylene diphosphonate-induced impairment of T-lymphocyte function. // Proc. Natl. Acad. Sci. USA, 1983, 80, 14, 4469-4473,
261. Mina M., Kollar E. A indução da odontogênese em mesênquima não dentária combinada com epitélio do arco mandibular murino precoce. // Arco. Oral Biol., 1987, 32, 123-127,
262. Miyazaki T., Kanatani N., Rokutanda S., Yoshida C., Toyosawa S., Nakamura R., Takada S., Komori T. Inibição da diferenciação terminal dos odontoblastos e sua transdiferenciação em osteoblastos em ratos transgénicos Runx2. // Arco. Histol. Cytol. , 2008, 71, (2), 131-146,
263. Moe D, Kirkeby S, Salling E. Demonstração de anticorpos à matriz orgânica de desenvolvimento do esmalte bovino por imunotransformação. // Scand J Dent Res., 1985, 93, 6, 481-485,
264. Moffatt P., Wazen R. , Dos Santos Neves J., Nanci A. Characterisation of secretory calcium-binding phosphoprotein-proline-glutamine-rich 1: a novel basal lamina componente expressada em interfaces cell-tooth. // Cell Tissue Res. , 2014, Set 6. [Epub antes da impressão],
265. Mohamed S. , Atkinson M. Um estudo histológico da inervação dos dentes de rato em desenvolvimento. // J. Anat. , 1983, 136, (Pt 4), 735-749,
266. Moore M., Greene H. , Said H., Ghishan F., Orth D. Efeito do factor de crescimento epidérmico e da alimentação artificial em ratos em aleitamento. // Pediatra. Res., 1986, 20, 12, 1248-1251,
267. Moradian-Oldak J., Leung W., Fincham A. Auto-montagem supramolecular dependente da temperatura e do pH de moléculas de amelogenina: uma análise dinâmica de dispersão de luz. // J. struc. biol., 1998, 122, 3, 320-327,
268. Moradian-Oldak J. , Tan J., Fincham A. Interacção da amelogenina com cristais de hidroxiapatite: um efeito de aderência através da auto-associação molecular da amelogenina. // Biopolímeros, 1998, 46, 4, 225-238,
269. Morotomi T., Kawano S., Toyono T., Kitamura C., Terashita M., Uchida T., Toyoshima K., Harada H. Diferenciação in vitro de células progenitoras epiteliais dentárias através de interacções epiteliais-mesqueléticas. // Arco. Biol. oral. , 2005, 50, (8), 695-705,

270. Moxham B., Berkovitz B. Interacções entre tiroxina, hidrocortisona e ciclofosfamida nos seus efeitos na erupção do incisivo mandibular do rato. // Arco. Oral Biol., 1983. 28. 12. 1083-1087.
271. Moxham B., Berkovitz B. Monitorização contínua dos movimentos dos dentes em erupção e dos novos dentes em erupção de crescimento limitado (furão canino mandibular) e das suas respostas ao hexametónio. // Arco. Oral Biol., 1988, 33, 12, 919-923,
272. Moxham B., Berkovitz B. Uma comparação das propriedades bioquímicas dos ligamentos periodontais dos dentes em erupção e dos dentes em erupção de crescimento não descontínuo (caninos mandibulares de furão). // Arco. Oral Biol., 1989, 34, 10, 763-766,
273. Muto T., Miyoshi K., Horiguchi T., Noma T. Dissecção de diferenciação morfológica e metabólica de ameloblastos através da expressão ectópica SP6. // J. Med. Invest. , 2012, 59, (1-2), 59-68,
274. Nagata E., Kondo T., Kiyoshima T., Nakata M., Tanaka T. Provas imuno-histoquímicas da presença de fibras nervosas com a substância P ou da imuno-reactividade do gene da calcitonina no epitélio proliferante dos dentes em desenvolvimento em ratos. // Arco. Oral Biol., 1994, 39, 3, 197-203,
275. Nakajima K., Shibata Y., Hishikawa Y., Suematsu T., Mori M., Fukuhara S., Koji T., Sawase T., Ikeda T. Coexpressão de ang1 e tie2 em odontoblastos de ratos em desenvolvimento e tetas maduras - uma nova visão da dentinogénese. // Acta. Histochem. Cytochem. , 2014, 27, 47, (1), 19-25,
276. Nakakura-Ohshima K. , Maeda T., Sato O., Takano Y. Development postnatal de inervação periodontal em incisivos de ratos: estudo imuno-histoquímico utilizando o produto do gene proteico 9,5 anticorpo. // Arco. Histol. Cytol., 1993, 56, 4, 385-398,
277. Nakamura M., Kindaichi K., Kagayama M. Detecção imuno-histoquímica e imunoquímica de um epítopo semelhante em proteínas de esmalte e proteína monócito-macrófago reconhecida por anticorpo monoclonal de rato MOMA-2. // Arch. oral biol., 1991, 36, 8, 619-622,
278. Nakamura M., Bringas P., Nancy A., Zeichner-David M., Ashdown B., Slavkin H. Translocação de proteínas de esmalte do epitélio interno do esmalte para odontoblastos durante o desenvolvimento de dentes de rato. // Anat. rec., 1994, 238, 3, 383-396,
279. Nakashima M, Toyono T, Murakami T, Akamine A. Factor de crescimento transformador - membros da superfamília beta expressos em pasta de incisivos de rato. // Arco. Oral Biol., 1998 - 43, 9, 745-751,

280. Nanci A., Zalzal S., Smith C. Aplicação de imagens de electrões retrodifundidos e de citocina-dourada para visualizar a distribuição de glicoconjugados numa lamina basal. // Digitalização. Microsc., 1987, 1, 4, 1963-1970,
281. Nanci A., Zalzal S., Smith C. Utilização rotineira de imagiologia por contracapa para visualizar reacções cito-químicas e autorradiográficas em secções plásticas semi-finas. // J. Histochem. Cytochem., 1990, 38, 3, 403-414,
282. Nanci A., Zalzal S., Kogaya Y. Caracterização citoquímica das membranas do porão no órgão do esmalte do incisivo do rato. // Histoquímica, 1993, 99, 4, 321-331,
283. Nespryadko V. O papel dos elementos individuais na formação do germe dentário, e da dentição. In: Estomatologia terapêutica, (coleção interdepartamental republicana), [Publicado em russo] v. 16, Киев, - 1981, p. 108-110,
284. Nespryadko V. Alterações morfológicas e funcionais dos dentes impactados pelo folículo pericoronário e seu valor prático. // Stomatologia, [Publicado em russo.].1986, v. 65, № 1, p.6-9,
285. Ness A. Erupção - uma revisão. // In: Os mecanismos de apoio dentário. BristolWright & Sons, - 1967, Picton D. The periodontal enigma: erupção versus suporte dentário. // Eur. J. Orthod., 1989, 1, 4, 430-439,
286. Neupane S., Sohn W. , Rijal G., Lee Y. Lee S., Yamamoto H., An C. , Cho S. , Lee Y., Shin H. , Kwon T. , Kim J. Developmental regulations of Perp in mice molar morphogenesis. // Cell Tissue Res. , 2014, 28. [Epub ahead of print],
287. Nikiforuk G., Gruca M. Reacções imunológicas da matriz orgânica do esmalte bovino em desenvolvimento. // Calcif. Res. Tecido - 1969, 42, 129-135,
288. Norris R., Damon B., Mironov V., Kasyanov V., Ramamurthi A., Moreno-Rodriguez R., Trusk T., Potts J., Goodwin R., Davis J., Hoffman S., Wen X., Sugi Y., Kern C., Mjaatvedt C., Turner D., Oka T., Conway S., Molkentin J., Forgacs G., Markwald R. Periostin regula a fibrilogénese do colagénio e as propriedades biomecânicas dos tecidos conjuntivos. / J. Cell Biochem. , 2007, 1, 101, (3), 695-711,
289. Novikov D., Novikova V. Métodos clínicos de imunodiagnóstico, [Publicado em russo]. Minsk, 1979, - 222 p,
290. Oh S., Hwang Y. , Yang H. , Kang J. , Hur S. , Jung N. , Jang W. , Lee K. , Oh W. , Park J. , Kim S. , Koh J. SHP está envolvido na diferenciação

odontoblástica induzida pelo BMP2. // J. Dent. Res. , 2012, 91, (12), 1124-1129,
291. Ohira T., Spear D., Azimi N., Andreeva V., Yelick P. Chemerin-ChemR23 sinalização no desenvolvimento dos dentes. // J. Dent. Res. , 2012, 91, (12), 1147-1153,
292. Ohshima M., Otsuka K., Suzuki K. Interleukin-1 beta estimula a produção de colagenase através do cultivo de fibroblastos do ligamento periodontal humano. // J. Periodontal Res., 1994 - 29, 6, 421-429,
293. Oikawa T., Nomura Y., Arai C., Noda K., Hanada N., Nakamura Y. Mecanismo de erupção activa de molares em ratos adolescentes. // Eur. J. Ortodontia. , 2011, 33, (3), 221-227,
294. Okushko V., Galenko V., Donsky G., Chijevsky I. Influência de uma corrente eléctrica constante na velocidade dos ratos em dentição. In: Stomatologis, (coleção interdepartamental republicana), [Publicado em russo] v. 20, Kiev, - 1985, p. 12-14,
295. Oshima M1, Tsuji T. Terapia regenerativa funcional dos dentes: regeneração do tecido dentário e substituição de dentes inteiros. // Odontologia, 2014, 102, (2), 123-136,
296. Onishi T, Kinoshita S, Shintani S, Sobue S, Ooshima T. Estimulação da proliferação e diferenciação das células de polpa dentária canina em meio de cultura sem soro pelo factor de crescimento semelhante à insulina. // Arco. Oral Biol., 1999, 44, 4, 361-371,
297. Orsini G., Zalzal S., Nanci A. Infusão localizada de tunicamicina em hemimandíbulas de rato: alteração da lâmina basal associada a ameloblastos em fase de maturação. // J. Histochem., Cytochem., 2001, 49, 2, 165-176,
298. Osborn J. Uma visão mecanicista da dentinogénese e sua relação com as curvaturas dos processos dos odontoblastos. // Arco. Oral Biol., 1967, 12, 275-280,
299. Osman M., Ruch J. Reconstituição da membrana do porão do epitélio dentário interno e externo do órgão molar isolado da tripsina do esmalte do rato. // J. Biol. Buccale, 1981, 9, 2, 129-139,
300. Otsuji W., Tanase S., Yoshida S., Bawden J. A localização imuno-histoquímica dos receptores de interferon-gama e granulócitos de fator estimulante da colônia durante a amelogênese precoce em molares de ratos. // Arco. Oral Biol., 1999, 44, 2, 173-181,

301. Paine M., Krebsbach P., Chen L., Paine C., Yamada Y., Deutsch D., Snead M. Interacções proteína a proteína: critérios que definem a montagem da matriz orgânica do esmalte. // J. dent. res., 1998, 77, 3, 496-502,
302. Park S., Bae H., Cho Y., Lim S., Kang S., Park J. Apoptose do epitélio reduzido do esmalte e suas implicações na reabsorção óssea durante a erupção dentária. // J. Mol. Histol. , 2013, 44, (1), 65-73,
303. Permar D., Melfi R. Oral embriology and microscopic anatomy, Philadelphia, 1984, - 186 p,
304. Petrovich Yu., Podorojnaya R., Gurin N. As alterações e o papel do esmalte fosfoproteico fixado durante a sua maturação e mineralização. (Revisão). // Stomatologia, [Publicado em russo.] 1985, № 6, p. 73-78,
305. Picton D. O enigma periodontal: erupção versus suporte dentário. // Eur. J. Orthod., 1989, 1, 4, 430-439,
306. Pierce A., Lindskog S., Hammarstrom L. IgE em ameloblastos póssecretário sugerindo uma reacção de hipersensibilidade na erupção dentária. // ASDC J. Dent. Child., 1986, 53, 1, 23-26,
307. Pilipili C., Goret-Nicaise M., Dhem A. Aspectos microradiográficos do crescimento do corpo mandibular durante a erupção permanente dos prémolares do cão. // Eur. J. Oral Sci., 1998, 20, 1, 45-55,
308. Popova S., Barczyk M., Tiger C., Beertsen W., Zigrino P., Aszodi A., Miosge N., Forsberg E., Gullberg D. Alpha11 beta1 regulação integral dependente da função do ligamento periodontal no incisivo em erupção do rato. // Mol. Cell. Biol. , 2007, 27, (12), 4306-4316,
309. Pozyukova E. Alteração da mineralização do esmalte após erupção dos dentes. [Publicado em russo.]. Moskow, 1983, - p c.
310. Proffit W., Sellers K. O efeito de forças intermitentes na erupção do incisivo do coelho. // J. Dent. Res., 1986, 65, 2, 118-122,
311. Proffit W., Prewitt J., Baik H., Lee C. Observações microscópicas em vídeo da erupção de pré-molares humanos. // J. Dent. Res., 1991, 70, 1, 15-18,
312. Proffit W., Frazier-Bowers S. Mechanism and control of tooth eruption: overview and clinical implications. // Ortodontia. Craniofac. Res. , 2009, 12, (2), 59-66,
313. Que B., Wise G. Factor-1 estimulante da colónia e quimiotaxia monocítica daproteína-1 do carrapato para monócitos no folículo pericoronário de ratos. // Arco. Oral Biol., 1997, 42, 12, 855-860,
314. Rakian A., Yang X. , Gluhak-Heinrich J., Cui Y., Harris M. , Villarreal D., Feng J. , Macdougall M., Harris S. Bone morphogenetic protein-2 gene

controla o desenvolvimento das raízes dentárias em coordenação com a formação do periodonto. // Int. J. Oral Sci. , 2013, 5, (2), 75-84,
315. Risinger R., Trentini C., Paterson R., Proffit W. Os ritmos da erupção de pré-molares humanos: um estudo que utiliza a observação contínua. // J. Am. Dent. Assoc. , 1996, 127, (10), 1515-1521,
316. Rithniemi L., Thesleff I. Um estudo autorradiográfico sobre o efeito do factor de crescimento epidérmico na proliferação celular em incisivos de ratos em erupção. // Arco. Oral Biol., 1987, 32, 12, 859-863,
317. Robinson C., Lowe N., Weatherell J. Alterações na composição aminoácidado desenvolvimento do esmalte dos incisivos de rato. // Calcif. Tissue Res., 1977, May, 31, 23, 1, 19-31,
318. Robinson C., Kirkham J., Nutman C. Relação entre a formação do esmalte e a taxa de erupção nos incisivos mandibulares de ratazanas. // Célula. Tissue Res.,1988, 254, 3, 655-658,
319. Ros M., Lyons G., Kosher R., Upholt W., Coelho C., Fallon J. Domínios ectodérmicos apicais dependentes e independentes da expressão mesodérmica de GHox-7 e GHox-8 em gomos de membros de frango. // Desenvolvimento, 1992, 116, 811-818,
320. Rosenberg R., Schilder H. A membrana basal do órgão do esmalte na odontogénese humana. // Oral Surg., Oral Med., Oral Pathol., 1984, 57, 5, 544-553,
321. Rothová M., Feng J., Sharpe P., Peterková R., Tucker A. Contribuição da mesoderme para o desenvolvimento da papila dentária. // Int. J. Dev. Biol. , 2011, 55, (1), 59-64,
322. Ryoo H., Wang X. Controlo da morfogénese dentária por Runx2. // Critérios. Rev. Eukaryot. Gene. Expr. , 2006, 16, (2), 143-154,
323. Sahlberg C., Reponen P., Tryggvason K., Thesleff I. Associação entre a expressão de colagenase murina 72 kDa tipo IV por odontoblastos e a degradação da membrana do porão durante o desenvolvimento de dentes de rato. // Arco. Oral Biol., 1992, 37, 12, 1021-1030,
324. Sahlberg C., Hormia M., Airenne T., Thesleff I. A expressão gamma2 de Lamininin é regulada por desenvolvimento durante a morfogénese dos dentes murinos e é intensa em ameloblastos. // J. Dent. Res., 1998, 77, 8, 1589-1596,
325. Sakano M., Otsu K., Fujiwara N., Fukumoto S., Yamada A., Harada H. Cell dynamics in cervical loop epithelium during transition from crown to root: implications for Hertwig's epithelial root sheath formation. // J. Periodontal Res. , 2013, 48, (2), 262-267,

326. Sakuraba H., Fujiwara N., Sasaki-Oikawa A., Sakano M., Tabata Y., Otsu K., Ishizeki K., Harada H. O factor de crescimento dos hepatócitos estimula o crescimento das raízes durante o desenvolvimento dos dentes molares do rato. // J. Periodontal Res. , 2012, 47, (1), 81-88,
327. Salmivirta K., Sorokin L., Ekblom P. Expressão diferencial das cadeias alfa da lâmina durante o desenvolvimento dos dentes murinos. // Dev. Dyn., 1997, 210, 3, 206-215,
328. Sarkar J., Simanian E., Tuggy S., Bartlett J., Snead M., Sugiyama T., Paine M. Comparação de duas linhas celulares de ameloblastos de rato para expressão genética específica do esmalte. // Frente. Physiol. , 2014, 25, 5, 277,
329. Sasaki T., Debari K., Higashi S. Micro-análise de raios X dispersiva e microscopia electrónica de varrimento de esmalte de gato em desenvolvimento e maduro. // Arco. Oral Biol., 1984, 29, 6, 431-436,
330. Sasaki S., Shimokawa H. O gene da amelogenina. // Int. j. dev. biol., - 1995, 39, 1, 127-133,
331. Sasaki T., Takagi M., Yanagisawa T. Estrutura e função dos ameloblastos secretos em formação do esmalte. // Ciba. Encontrado. Symp. , 1997, 205, 32-46, discussão 46-50,
332. Sato H., Dobashi M. A densidade e distribuição das células foliculares dendríticas nos gânglios linfáticos poplíteos do rato: uma diminuição da sua densidade e uma alteração da sua distribuição após estimulação. // Histol Histopathol, 1995, 10, 4, 795-802,
333. Sawada T., Yamamamoto T., Yanagisawa T., Takuma S., Hasegawa H., Watanabe K. Provas de absorção da membrana basal através da diferenciação de ameloblastos no órgão incisivo do esmalte de rato. // J. Dent. Res., 1990, 69, 8, 1508-1511,
334. Sawada T., Inoue S. Caracterização da camada fibrilar na junção epitelial-mesenchimal nos germes dos dentes. // Célula. Tissue Res., 1994, 278, 3, 563-571,
335. Sawada T., Nanci A. Distribuição espacial das proteínas de esmalte e fibronectina nas fases iniciais da formação dos dentes incisivos dos ratos. - Arco. Oral Biol., 1995,40, 11, 1029-1038,
336. Sawada T., Inoue S. Estruturas tipo membrana de porão que ocorrem na superfície das células mesenquimais da papila dentária durante a odontogénese na macaca macaca fuscata. // Eur. J. Oral Sci., 1998, 106, suppl.1, 126-131,

337. Sawada T., Inoue S. Verificação ultra-estrutural do papel de ancoragem da lâmina fibroreticularis da membrana do porão dentário em odontogénese. // J. Electron. Microsc., (Tóquio), 1999, 48, 6, 919-928,
338. Sawada T., Inoue S. Membrana de porão especializada em ameloblastos de fase de maturação de macacos medeia a associação firme ameloblastos-esmalte pela sua calcificação parcial. // Calcif. Tissue Int., 2000, 66, 4, 277-281,
339. Sawada T., Inoue S. Reavaliação ultra-estrutural de alta resolução da cutícula dentária em dentes de macaco. // J. Periodontal Res., 2001, 36, 2, 101-107,
340. Sawada T., Inoue S. Ultra-estrutura e composição da membrana do porão no dente. // Int. Rev. Cytol., 2001, 207, 151-194,
341. Directiva Saxen L versus indução permissiva: uma hipótese de trabalho. In: Interacções celulares e tecidulares. // Lash JW, Burger MM, editores. Nova Iorque.: Raven Press, (1977). pp. 1-9,
342. Schmitt R., Lesot H., Vonesch J., Ruch J. Mouse odontogenesis in vitro: o mesênquima em fase de tampas controla a morfogénese individual da coroa molar. // Int. J. Dev. Biol., 1999, 43, (3), 255-260,
343. Schneider H., Rother R. Longitudinal study of the gingival status during transitional dentition (Estudo longitudinal do estado gengival durante a dentição transitória). // Fortschr. Kieferorthop., 1989, 50, 3, 220-225,
344. Schonfeld S. Demonstração de uma resposta aloimune às proteínas da matriz embrionária do esmalte. // J. Dent. Res., 1975, Out, 54, Spec. no C, 72-77,
345. Schonfeld S., Slavkin H. Demonstração de proteínas de matriz de esmalte em superfícies analógicas de incisivos permanentes de coelhos. // Calcif. Tissue Res., 1977, Dec, 29, 24, 3, 223-229,
346. Schonfeld S. Imunogenicidade da proteína de esmalte. // J. Dent. Res., 1979, Mar, 58, Spec. Issue, B, 810-816,
347. Schonfeld S., Herles S. Resposta auto-imune in vitro e in vivo às proteínas da matriz do esmalte. // Immunology, 1980, Oct, 41, 2, 475-481,
348. Schonfeld S., Herles S. Resposta auto-imune in vitro e in vivo às proteínas da matriz do esmalte. // Immunology, -1980, Out, 41, 2, 475-481,
349. Schroeder H. A taxa de erupção dos dentes humanos. Uma revisão. // Schweiz. Monatsschr. Zahnmed., 1991, 10, 3, 279-284,
350. Schroeder H., Luder H., Bosshardt D. Provas morfológicas e de etiquetagem que apoiam e prolongam uma teoria moderna da erupção dentária. // Schweiz. Monatsschr. Zahnmed., 1992, 102, 1, 20-31,

351. Schwab W., Harada H., Goetz W., Nowicki M., Witt M., Kasper M., Barth K. Detecção imunocitoquímica e bioquímica de EMMPRIN no germe dentário do rato: co-expressão dependente de diferenciação com MMPs e co-localização com caveolin-1 em jangadas de membranas de células epiteliais dentárias. // Histoquímica. Biol celular. , 2007, 128, (3), 195-203,
352. Scott J. O desenvolvimento e função do folículo pericoronário. // Br. Dent. J., 1948, 85, 193-199,
353. Sedage L., Gonzalez Bahillo J., Varela Patino P. Estudo microscópio electrónico de varrimento da superfície do esmalte não irrompido em doentes adultos. // Rev. Eur. Odontoestomatol., 1990, 2, 6, 421-426,
354. Seppala M., Zoupa M., Onyekwelu O., Cobourne M. Desenvolvimento do dente: 1. Geração de dentes no embrião. // Amolgadela. Actualização. , 2006, 33, (10), 582-584, 586-588, 590-591,
355. Shapira J., Berenstein-Ajzman G., Engelhard D., Cahan S., Kalickman I., Barak V. Níveis de citocinas no fluido crevicular gengival de dentes primários em erupção correlacionados com distúrbios sistémicos que acompanham a dentição. // Pediatra. Amolgadela. , 2003, 25, (5), 441-448,
356. Sharp T., Wang J., Li X., Cao H., Gao S., Moreno M., Amendt B. A Pituitary Homeobox 2 (Pitx2):microRNA-200a-3p:Beta-catenin Pathway Converte Células Mesenquimétricas em Células Epiteliais Dentárias Amelogenin-Expressoras. // J. Biol. Chem. , 2014, 13,. pii: jbc.M114.575654. [Epub ahead of print],
357. Sharpe P.. Crista neural e morfogénese dentária. // Adv. Amolgadela. Res. , 2001, 15, 4-7,
358. Shibata S., Suzuki S., Tangan T., Yamashita Y. Um estudo histoquímico da apoptose nos ameloblastos reduzidos dos molares em erupção dos ratos. // Arco. Oral Biol., 1995, 40, 7, 677-680,
359. Shibata S., Dias R., Hashimoto-Uoshima M., Abe T., Yanagishita M. Localização imuno-histoquímica do syndecan-1 no folículo dentário dos dentes pós-natais de rato. // J. Periodontol. , 2007, 78, (7), 1322-1328,
360. Shimada A., Shibata T., Komatsu K. Relação entre a erupção dentária e o fluxo de sangue regional em ratos hipertensivos induzidos por angiotensina II. // Arco. Biol. oral. , 2004, 49, (6), 427-433,
361. Shimo T., Wu C., Billings P., Piddington R., Rosenbloom J., Pacifici M., Koyama E. Expressão, regulação genética e papéis do Fisp12/CTGF no desenvolvimento de germes dentários. // Dev. Dyn. , 2002, 224, (3), 267-278,
362. Shrestha A., Moe K., Luukko K., Taniguchi M., Kettunen P. O quimiorepelente Sema3A regula o tempo e a padrões dos nervos dentários

durante o desenvolvimento do germe do dente incisivo. // Cell Tissue Res. , 2014, 357, (1), 15-29,
363. Shroff B., Norris K., Pileggi R. Actividade protease no folículo dentário do rato durante a erupção dentária. // Arco. Oral Biol., 1995, 40, 4, 331-335,
364. Shroff B., Kashner J., Keyser J., Hebert C., Norris K. Expressão do factor de crescimento epidérmico e do factor de crescimento epidérmico no folículo dentário do rato durante a erupção dentária. // Arco. Oral Biol., 1996, 41, 6, 613-617,
365. Sigal M., Aubin J., Ten Cate A. Um estudo imunocitoquímico do processo odontoblástico humano utilizando anticorpos contra a tubulina, a actina e a vimentina. // J. Dent. Res., 1985, 64, 12, 1348-1355,
366. Simmer J. Emenda alternativa de amelogeninas. // Connect. tissue res., 1995, 32, 1-4, 131-136,
367. Simmer J., Fincham A. Mecanismos moleculares da formação do esmalte dentário. // Crit. rev. oral biol. med., - 1995, 6, 2, 84-108,
368. Simmer J., Hu J. Expressão, estrutura e função das proteinases de esmalte. // Ligar. Tissue Res. , 2002, 43, (2-3), 441-449,
369. Simmer J., Papagerakis P., Smith C., Fisher D., Rountrey A., Zheng L., Hu J. Regulação da forma e dureza do esmalte dentário. // J. Dent. Res. , 2010, 89, (10), 1024-1038,
370. Skobe Z., Stern D., Prostak K. Ultra-estrutura de pré-ameloblastos diferetivos de germes dentários da dentição permanente de Macaca mulatta e Macaca actoides. // Calcif. Tissue Int., 1981, 33, 6, 603-618,
371. Slavkin H. Formação de dentes embrionários. Uma ferramenta para a biologia do desenvolvimento. // Oral Sci. Rev., 1974, 40, 7-136,
372. Slavkin H., Bessem C., Bringas P., Zeichner-David M., Nancy A., Snead M. Expressão sequencial e função diferencial de múltiplas proteínas de esmalte durante as fases fetais, neonatais e pós-natais precoces da organogénese dos molares de rato. // Differentation, 1988, 37, 1, 26-39,
373. Palestra Slavkin H.. 1987 Kreshover. Gene regulation in the development of oral tissues. // J. Dent. Res. , 1988, 67, (9), 1142-1149,
374. Slavkin H. , Bringas P. Jr., Bessem C., Santos V., Nakamura M., Hsu M. , Snead M. , Zeichner-David M., Fincham A. Hertwig's epitelial de diferenciação da bainha radicular e formação inicial de cemento e osso durante a cultura de órgãos a longo prazo dos primeiros molares mandibulares do rato utilizando um meio sem soro e quimicamente definido. // J. Periodontal Res. , 1989, 24, (1), 28-40,

375. Slavkin H., Bessem C., Fincham A., Bringas P., Santos V. , Snead M., Zeichner-David M. Proteínas humanas e de cimento de rato imunologicamente relacionadas com proteínas de esmalte. // Biochim. biophys. acta., 1989, 99, 1, 12-18,
376. Slavkin H.. Determinantes moleculares durante a morfogénese dentária e a citotodiferenciação: uma revisão. // J. Craniofac. Genet. Dev. Biol., 1991, 11, (4), 338-349,
377. Sloan A, Smith A. Estimulação do complexo de polpa dentinária dos dentes incisivos de ratos através da transformação in vitro das isoformas de factor de crescimento-beta 1-3. // Arco. Oral Biol., 1999 - 44, 2, 149-156,
378. Smart J., da Silva V., Malheiros L., Paumgartten F., Massey R. O factor de crescimento da epiderme avança alguns aspectos do desenvolvimento mas atrasa outros tanto em ratos como em hamsters. // J. Dev. Physiol., 1988 - 11, 3, 153-158,
379. Smedley L. Uma técnica para medir a força eruptiva do segundo bicúspide humano. // Tese para o sertificado em Ortodontia. Universidade de Temple, Filadélfia, - 1975,
380. Smith C. Eventos celulares e químicos durante a maturação do esmalte. // Critérios. Rev. Oral Biol. Med., 1998, 9, (2), 128-161,
381. Sohn W., Choi M., Yamamoto H., Lee S., Lee Y., Jung J. , Jin M. , An C. , Jung H. , Suh J. , Shin H. , Kim J. Contribuição da proliferação mesenquimal na morfogénese da raiz dentária. // J. Dent. Res. , 2014, 93, (1), 78-83,
382. Soloviov V. Morphological and autoradiographic studies of tooth eruption, Stomatologia, [Publicado em russo].1980, № 1, p. 9-11,
383. Stahl J., Nakano Y., Kim S. , Gibson C. , Le T., DenBesten P. Leucine rich amelogenin peptide altere a diferenciação ameloblast in vivo. // Matrix. Biol. , 2013, 32, (7-8), 432-442,
384. Steedle J., Proffit W., Fields H. Os efeitos de cargas intrusivas contínuas orientadas axialmente sobre o incisivo mandibular em erupção do coelho. // Arco. Oral Biol., 1983. 28. 12. 1149-1153.
385. Steigman S., Barad A., Michaeli Y. O efeito da duração da carga na recuperação a longo prazo da função eruptiva no incisivo do rato. // Am. J. Ortodontia. Dentofac. Orthop., 1988, 93, 4, 310-314,
386. Strukov A., Serov V. Pathological anatomy, 2-nd edition, [Publicado em russo].Moskow, 1985, - 656 p,
387. Suda N. Investigação dentária e óssea utilizando ratos geneticamente modificados. // Clín. Cálcio. , 2012, 22, (1), 27-31,

388. Sutton P., Graze H. A teoria do impulso do vaso sanguíneo da erupção dentária e da migração. // Med. Hypotheses, - 1985, 18, 3, 289-295,
389. Suzuki H., Amizuka N., Kii I., Kawano Y., Nozawa-Inoue K., Suzuki A., Yoshie H., Kudo A., Maeda T. Localização imuno-histoquímica de periosestanho no dente e seus tecidos circundantes em mandíbulas de rato durante o desenvolvimento. // Anat. Rec. A Discov. Mol. Cell Evol. Biol. , 2004, 281, (2), 1264-1275,
390. Takayama S., Murakami S., Miki Y., Ikezawa K., Tasaka S., Terashima A., Asano T., Okada H. Efeitos do factor de crescimento do fibroblasto básico nas células do ligamento periodontal humano. // J. Periodontal Res., 1997, 32, 8, 667-675,
391. Takayama S., Murakami S., Nozaki T., Ikezawa K., Miki Y., Asano T., Terashima A., Okada H. Expressão de receptores para o factor de crescimento básico do fibroblasto nas células do ligamento periodontal humano. // J. Periodontal Res., 1998 ,33, 6, 315-322,
392. Tamura H., Nakakura-Ohshima K., Maeda T., Ohshima H. Distribuição diferente de células imunocompetentes na junção dentogengival durante a formação das raízes em molares de ratos. // J. Periodontal Res. , 2003, 38, (1), 10-19,
393. Tanaka K., Chen D., Negishi S., Aizawa S., Hoshi H. Células aderentes esplénicas, estimuladas in vitro, induzem a formação reactiva de folículos linfóides e centros germinativos nos gânglios linfáticos drenantes após transfusão subcutânea em ratos sinogénicos. // J. Anat. 1998. 193, (Pt 1), 49-59,
394. Tang R., Wang Q., Du J., Yang P., Wang X. Expressão e localizaçãode Nell-1 durante o desenvolvimento de molares murinos. // J. Mol. Histol. , 2013, 44, (2), 175-181,
395. Tanikawa Y, Bawden J. A localização imuno-histoquímica da fosfolıpase Cgumma e do factor de crescimento epidérmico, do factor de crescimento derivado de plaquetas e dos receptores do factor de crescimento fibroblasto nas células do órgão do esmalte molar do rato durante a amelogénese precoce. // Arco. Oral Biol., 1999, 44, 9, 771-780,
396. Taşlı P. , Doğan A., Demirci S., Şahin F. O boro melhora a diferenciação odontogénica e osteogénica das células estaminais de germes dentários humanos (hTGSCs) in vitro. //Biol. Trace Elem. Res. , 2013, 153, (1-3), 419-427,

397. Taverne A., Lemmens I., Tonino G. Lathyrogens e o papel do género Collana erupção dos incisivos de rato. // Arco. Oral Biol., 1986, 31, 2, 127-131,
398. Taverne A. Colagénio responsável pela erupção dentária? Um estudo da erupção dos incisivos de ratos. // Aust. Ortodontia. J., 1993, 12, 4, 199-206,
399. Ten Cate A. Oral histology, Chicago, Science research associates, 1979,
400. Dez Cate A. O papel do epitélio no desenvolvimento, estrutura e função dos tecidos de suporte dentário. // Dis. oral. , 1996, 2, (1), 55-62,
401. Teng C., Sobkowski F., Johnston L. O efeito da cortisona na taxa de erupção dos incisivos radiculares ressecados no rato. // Am. J. Ortodontia. Dentofac. Orthop., 1989, 95, 1, 67-71,
402. Terajima T. Estudos histológicos sobre a erupção controlada do incisivo inferior do coelho. // Nichidai. Koko. Kagaku., 1989, 15, 3, 276-294,
403. Thesleff I. O factor de crescimento epidérmico controla a erupção dentária? // ASDC J. Dent. Child., 1987, 54, 5, 321-329,
404. Thesleff I., Vaahtokari A., Vainio S. Alterações moleculares durante a determinação e diferenciação da linhagem celular mesenquimatosa dentária. // J. Biol. Buccale. , 1990, 18, (3), 179-188,
405. Thesleff I., Vaahtokari A. O papel dos factores de crescimento na determinação e diferenciação da linhagem celular odontoblástica. // Proc. Finn. Dent. Soc. , 1992, 88 Suppl. 1, 357-368,
406. Thesleff I., Keränen S., Jernvall J. Nós de esmalte como centros de sinalização que ligam a morfogénese dentária e a diferenciação odontoblástica. // Adv. Dent. Res. , 2001, 15, 14-18,
407. Thomas N. O processo e mecanismo da erupção dentária. // Tese de doutoramento, Universidade de Bristol, - 1965,
408. Tompkins K. Mecanismos moleculares da citotodiferenciação no desenvolvimento dos dentes de mamíferos. // Conectar. Tissue Res. , 2006, 47, (3), 111-118,
409. Topham R., Chiego D., Gattone V., Hinton D., Klein R. O efeito do factor de crescimento epidérmico na diferenciação dos incisivos neonatais no rato. // Dev. Biol., 1987, 124, 2, 532-543,
410. Toyono T., Nakashima M., Kuhara S., Akamine A. Alterações temporais na expressão dos membros da superfamília do factor de crescimento transformador-beta e seus receptores durante a diferenciação in vitro do pré-odontoblast bovino. // Arco. Oral Biol., 1997, 42, 7, 481-488,

411. Tse M., Boaventura M., Fernandes G., Merzel J. Os efeitos da hemidecorticação cerebral na taxa de erupção e absorção de 3H-glicina pelo ligamento periodontal do incisivo do rato. // Arco. Oral Biol., 1988, 33, 8, 605-611,
412. Tziafas D, Alvanou A, Papadimitriou S, Gasic J, Komnenou A. Efeitos do factor de crescimento fibroblástico básico recombinante, do factor de crescimento insulino-II e do factor de crescimento transformador-beta 1 nas células de polpa dentária de cão in vivo. // Arco. Oral Biol., 1998 ,43, 6, 431-444,
413. Uchida T., Tanabe T., Fukae M., Shimizu M., Yamada M., Miake K., Kobayashi S. Estímulos imuno-químicos e imuno-histoquímicos, utilizando anti-soros contra a amelogenina porcina 25 kDa, 89 kDa de esmalina e as 13-17 kDa não amelogeninas, sobre o esmalte imaturo do porco e do rato. // Histoquímica, 1991, 96, 2, 129-138,
414. Uematsu S., Mogi M., Deguchi T. Aumento do factor de crescimento transformador-beta 1 em fluido crevicular gengival durante a movimentação dentária ortodôntica humana. // Arquivo. Oral Biol., 1996 ,41, 11, 1091-1095,
415. van Genderen C., Okamura R., Farinas I , Quo R., Parslow T., Bruhn L. O desenvolvimento de vários órgãos que requerem interacções epiteliais-mesqueléticas indutivas é prejudicado em ratos com deficiência de LEF-1. // Genes. Dev, 1994, 8, 2691-2703,
416. von Germar A., Barth K., Schwab W. Detecção imunocitoquímica e bioquímica do receptor activador do plasminogénio do tipo urokinase-type (uPAR) no germe dentário do rato e em jangadas lipídicas de células epiteliais dentárias estimuladas por PMA. // Histoquímica. Biol. celular. , 2013, 140, (6), 649-658,
417. Wang B., Li L., Du S., Liu C., Lin X., Chen Y., Zhang Y. Indução de queratinócitos humanos em ameloblastos secretores de esmalte. // Dev. Biol. , 2010, 15, 344, (2), 795-799,
418. Wang X., Wang S., Lu Y., Gibson M. , Liu Y., Yuan B., Feng J. , Qin C. O FAM20C desempenha um papel essencial na formação dos dentes murinos. // J. Biol. Chem. , 2012, 19, 287, (43), 35934-35942,
419. Warshawsky H. A light and electron microscope study of the almost mature of rat incisors, // Anat Rec., 1971, 169, 559,
420. Wienholds E,, Plasterk R. Função MicroRNA no desenvolvimento animal. // FEBS Lett., 2005, 579, 5911-5922,

421. Weinstock M., Leblond C. Visualização radioautográfica da deposição de uma fosfoproteína na frente de mineralização na dentina do incisivo do rato. // J. Célula. Biol., 1973, 56, 838,
422. Wen X., Lacruz R., Smith C., Paine M. Perfil de expressão de genes e localização de Na+/K(+)-ATPase em células de órgãos de esmalte de rato. // Eur.J. Oral Sci., 2014, 122, (1), 21-26,
423. Wessells N. Interacções e desenvolvimento dos tecidos. // Menlo Park, CA: W.A. Benjamin Inc. (1977),
424. Westrum L., Johnson L., Canfield R. Ultra-estrutura de degeneração transganglionar nos núcleos do trigémeo do tronco cerebral durante a esfoliação primária normal do dente e a erupção dentária permanente do gato. // J. Comp. Neurol.,1984, 23, 2, 198-206,
425. Wiktor-Jedrzejczak W., Urbanowska E., Szperl M. Granulocyte-macrophage colony-stimulating factor corrector das deficiências de macrófago, mas não de osteopetrose, no factor-1 de estimulação da colónia - rato op-op deficiente. // Endocrinologia, 1994 ,134, 4, 1932-1935,
426. Wise G., Marks S., Cahill D. Características ultra-estruturais do folículo pericoronário associadas à formação da via de erupção dentária no cão. // J. Oral Pathol., 1985, 14, 1, 15-26,
427. Wise G., Fan W. Alterações na população de células fosfatase ácida resistente aos tartaratos nos folículos dentários e criptas ósseas de molares de ratos durante a erupção dentária. // J. Dent. Res., 1989, 68, 2, 150-156,
428. Wise G., Lin F. Regulação e localização do factor-1 mRNA estimulante da colónia em células foliculares dentárias de rato cultivadas. // Arco. Oral Biol., 1994 ,39, 7, 621-627,
429. Wise G., Lin F., Zhao L. - Transcrição e tradução do CSF-1 no folículo pericoronário. // J. Dent. Res., - 1995 - 74, 9, 1551-1557,
430. Wise G., Zhao L. Melhoramento imunológico e transcripcional do receptor de interleucina-1 tipo I no folículo pericoronário de rato. // Arco. Oral Biol., 1997 ,42, 5, 339-344,
431. Sábio G. Efeito in vivo da interleucina-1 alfa na expressão do gene do factor 1 estimulante da colónia no folículo pericoronário do molar de ratazanas. // Arco. Oral Biol., 1998, 43, 2, 163-165,
432. Wise G., Lumpkin S., Huang H., Zhang Q. Osteoprotegerin e osteoclast factor de diferenciação na erupção dentária. // J. Dent. Res., 2000, 79,(12), 1937-1942,
433. Wise G., Yao S., Odgren P., Pan F. CSF-1 regulation of osteoclastogenesis for tooth eruption.// J. Dent. Res., 2005, 84, (9), 837-841,

434. Wise G., Yao S., Henk W. Formação óssea como uma potencial força motriz da erupção dentária no molar de ratazana. // Clin. Anat. , 2007, 20, (6), 632-639,
435. Sábia G. Base celular e molecular da erupção dentária. // Ortodontia. Craniofac. Res. , 2009, 12, (2), 67-73,
436. Xue H., Li Y., Everett E. , Ryan K., Peng L., Porecha R., Yan Y., Lucchese A. , Kuehl M. , Pugach M. , Bouchard J., Gibson C. Ameloblastos requerem RhoA activo para gerar esmalte dentário normal. // Eur. J. Oral Sci. , 2013, 121, (4), 293-302,
437. Yan Z., Chen G., Yang Y., Sun L., Jiang Z., Feng L., Yu M., Guo W., Tian W. Expressão e papéis do syndecan-4 na diferenciação das células epiteliais dentárias. // Int. J. Mol. Med. , 2014, 34, (5), 1301-1308,
438. Yang Z., Hai B., Qin L., Ti X., Shangguan L., Zhao Y., Wiggins L., Liu Y., Feng J. , Chang J. , Chang J. , Wang F., Liu F. Cessação da sinalização epitelial Bmp muda a diferenciação do epitélio da coroa para a linhagem da raiz de uma forma dependente do β. // Mol. Cell. Biol. , 2013, 33, (23), 4732-4744,
439. Yao S., Liu D., Pan F., Wise G. Effect of vascular endothelial growth factor on RANK gene expression in osteoclast precursors and on osteoclastogenesis. // Arco. Biol. oral. , 2006, 51, (7), 596-602,
440. Yao S., Pan F., Wise G. Expressão do gene cronológico da proteína relacionada com a hormona paratiróide (PTHrP) no retículo estrelado do rato: implicações para a erupção dentária. // Arco. Biol. oral. , 2007, 52, (3), 228-232,
441. Yasukawa M., Ishida K., Yuge Y., Hanaoka M., Minami Y., Ogawa M., Sasaki T., Saito M., Tsuji T. Dpysl4 está envolvido na morfogénese do germe dentário através da regulação do crescimento, polarização e diferenciação das células epiteliais dentárias. // Int. J. Biol. Sci. , 2013, 26, 9, (4), 382-390,
442. Yoo H., Kang J. , Yang S. , Yong J. , Moon J. , Kim M. , Jung J. , Koh J. , Kim W. , Oh W. , Lee E. , Kim S. Expressão diferencial de cxcl-14 durante o movimento eruptivo de germes molares de ratazanas. // J. Exp. Zool. B. Mol. Dev. Evol. , 2011, 15, 316, (6), 418-426,
443. Yoshiba N., Yoshiba K., Aberdam D., Meneguzzi G., Perin-Schmitt F., Stoetzel C., Ruch J., Lesot H. Expressão e localização de subunidades de laminina-5 no incisivo do rato. // Célula. Tissue Res., 1998, 292, 1, 143-149,
444. Yoshizaki K., Yamada Y. Evolução dos genes e funções das proteínas de matriz extracelular nos dentes. // Ortodontia. Ondas. , 2013, 1, 72, (1), 1-10,

445. Yoshizaki K., Hu L., Nguyen T., Sakai K., He B., Fong C., Yamada Y., Bikle D., Oda Y. Ablação do coactivador Med1 muda o destino celular do epitélio dentário para aquele que gera o cabelo. // PLoS One. , 2014, 20, 9, (6), 99991,
446. Young W., Ruch J., Stevens M., Bègue-Kirn C., Zhang C., Lesot H., Waters M. Comparação dos efeitos da hormona de crescimento, do factor de crescimento I do tipo insulina e do soro fetal de vitelo na odontogénese de molares de rato in vitro. // Arco. Oral Biol., 1995 , 40, 9, 789-799,
447. Yu J., Shi J., Deng Z., Zhuang H., Nie X., Wang R., Jin Y. Os granulados celulares das papilas dentárias podem reexibir a morfogénese dentária e a dentinogénese. // Biochem. Biofísica. Res. Comun. , 2006, 21, 346, (1), 116-124,
448. Yuan G., Zhang L., Yang G., Yang J., Wan C., Zhang L., Song G., Chen S., Chen Z. A distribuição e ultra-estrutura dos capilares sanguíneos formadores e o efeito da apoptose na vascularização do mesênquima molar embrionário do rato. // Célula. Tissue Res. , 2014, 356, (1), 137-45,
449. Zeichner-David M., Vo H., Tan H., Diekwisch T., Berman B., Thiemann F., Alcocer M., Hsu P., Wang T., Eyna J., Caton J., Slavkin H., MacDougall M. Momento da expressão dos produtos de esmalte durante o desenvolvimento dos dentes do rato. // Int. J. Dev. Biol., 1997, 41, 1, 27-38,
450. Zeichner-David M., Oishi K., Su Z., Zakartchenko V., Chen L., Arzate H., Bringas P. Jr. Papel das células epiteliais da bainha radicular de Hertwig no desenvolvimento da raiz dentária. // Dev. Dyn. , 2003, 228, (4), 651-663,
451. Zhang Y., Zhang Z., Zhao X., Yu X., Hu Y., Geronimo B., Fromm S. , Chen Y. Uma nova função do BMP4: duplo papel do BMP4 na regulação da expressão sónica do porco-espinho no germe do dente do rato. // Desenvolvimento, 2000, 127, (7), 1431-1443,
452. Zhang Z., Gutierrez D., Li X., Bidlack F., Cao H., Wang J., Andrade K., Margolis H. , Amendt B. O factor de transcrição LIM homeodomínio LHX6: um repressor transcricional que interage com a homeobox pituitária 2 (PITX2) para regular a odontogénese. // J. Biol. Chem. , 2013, 25, 288, (4), 2485-2500,
453. Zheng L., Papagerakis S., Schnell S. , Hoogerwerf W. , Papagerakis P. Expressão das proteínas do relógio no desenvolvimento dos dentes. // Gene Expr Patterns. 2011 Mar-Apr;11(3-4):202-6.
454. Zheng L., Seon Y. , Mourão M. , Schnell S., Kim D., Harada H., Papagerakis S., Papagerakis P. Os ritmos circadianos regulam a amelogénese. // Bone. 2013 Jul;55(1):158-65.

455. Zheng L., Warotayanont R., Stahl J., Kunimatsu R., Klein O., DenBesten P. , Zhang Y. Capacidade indutiva de desenvolvimento humano e mesênquima dentária diferenciada. // Células Órgãos dos Tecidos. , 2013, 198, (2), 99-110,
456. Zheng L., Ehardt L., McAlpin B., About I., Kim D., Papagerakis S., Papagerakis P. The tick tock of odontogenesis. // Exp Cell Res. 2014 Jul 15;325(2):83-9.
457. Zhao Z., Wen L., Jin M., Deng Z., Jin Y. ADAM28 participa na regulação do desenvolvimento dentário. // Arquivo. Oral Biol. , 2006, 51, (11), 996-1005.

Andriasyan Levon

Doutor em ciências médicas, professor, académico da Academia Russa de Ciências Naturais, académico da Academia Euroipiana de Ciências Naturais, redactor-chefe da revista científico-prática "Bulletin of stomatology and maxillo-facial surgery".

Autor de mais de 180 artigos científicos sobre endodontia, relação dente-periodontal na saúde e na doença, mucologia dentária.

E-mail: levon1999@mail.ru, stomjour@mail.ru

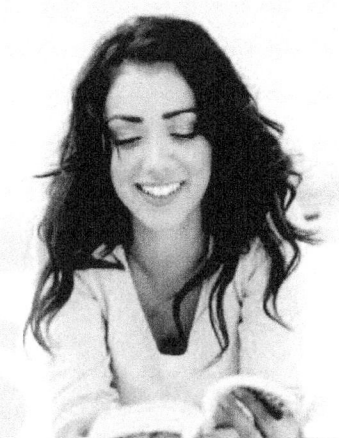

I want morebooks!

Buy your books fast and straightforward online - at one of world's fastest growing online book stores! Environmentally sound due to Print-on-Demand technologies.

Buy your books online at
www.morebooks.shop

Compre os seus livros mais rápido e diretamente na internet, em uma das livrarias on-line com o maior crescimento no mundo! Produção que protege o meio ambiente através das tecnologias de impressão sob demanda.

Compre os seus livros on-line em
www.morebooks.shop

KS OmniScriptum Publishing
Brivibas gatve 197
LV-1039 Riga, Latvia
Telefax: +371 686 204 55

info@omniscriptum.com
www.omniscriptum.com

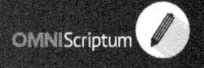

Made in the USA
Monee, IL
03 May 2026

49438700R00105